神经内科常见病
诊疗新进展

◎主编 罗力亚 石洪晨 韩永胜 李 静

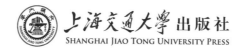

上海交通大学出版社
SHANGHAI JIAO TONG UNIVERSITY PRESS

内容提要

本书主要介绍了临床常见神经内科疾病的诊治现状，并总结了近年来神经内科领域新理论、新技术、新方法，涉及脑血管疾病、脑神经疾病、运动障碍性疾病等神经内科常见疾病，并对疾病的病因、临床表现、诊断、鉴别诊断、治疗措施等内容进行了详细讲解。本书条理清晰、涵盖面广、资料翔实、语言精练，通过更加直观的方式加深了读者对疾病的认识，起到事半功倍的效果。本书可提高神经内科专业临床医师的诊疗技巧、思维能力及临床实践能力。

图书在版编目（CIP）数据

神经内科常见病诊疗新进展 / 罗力亚等主编. --上海 ：上海交通大学出版社，2023.12

ISBN 978-7-313-29355-8

Ⅰ．①神… Ⅱ．①罗… Ⅲ．①神经系统疾病－常见病－诊疗 Ⅳ．①R741

中国国家版本馆CIP数据核字（2023）第169941号

神经内科常见病诊疗新进展
SHENJING NEIKE CHANGJIANBING ZHENLIAO XINJINZHAN

主　　编：罗力亚　石洪晨　韩永胜　李　静			
出版发行：上海交通大学出版社		地　　址：上海市番禺路951号
邮政编码：200030		电　　话：021-64071208
印　　制：广东虎彩云印刷有限公司			
开　　本：710mm×1000mm 1/16		经　　销：全国新华书店
字　　数：230千字		印　　张：13.25
版　　次：2023年12月第1版		插　　页：2
书　　号：ISBN 978-7-313-29355-8		印　　次：2023年12月第1次印刷
定　　价：198.00元			

前言

　　神经内科是关于神经方面的二级学科,是比较重要的临床学科,很多疾病都属于神经内科的范畴,包括临床比较常见的脑血管疾病、神经痛、癫痫、脑膜炎、痴呆等疾病。神经内科疾病具有发病率高、病死率高、致残率高的特点,给个人、家庭、社会带来了沉重负担。随着医学科学,特别是分子生物学、转化医学和电子信息科学在医学领域中的应用和发展,人们对神经系统疾病的病因、病理方面认识逐渐明确,加之诊断方法和手术技术不断改进,神经内科学的范畴也在不断地扩展。除了用于诊断的器械和仪器不断更新外,新的治疗技术也在陆续开展,许多治疗药物的研发更是日新月异、层出不穷,解决了很多临床上难以处理的问题。这些新技术、新药物的应用不但使临床医师受益匪浅,更对神经内科某些疾病的传统治疗观念提出了异议,这将有利于临床医师更全面深入地认识某些疾病,使神经内科的诊断更准确。为了帮助广大神经内科临床医师掌握科学的诊断方法,提高临床诊断水平,了解神经内科常见疾病诊疗最新进展,我们组织了在神经内科工作多年的临床医师,在参阅了近年来大量国内外文献和资料的基础上,发挥各自专业特长,编写了《神经内科常见病诊疗新进展》。

　　本书主要介绍了临床常见神经内科疾病的诊治现状,并总结了近年来神经内科领域新理论、新技术、新方法,既涵盖了常见病与多发病的治疗方法,又体现了疾病诊断的思维过程;涉及脑血管疾病、脑神经疾病、运动障碍性疾病等神经内科常见疾病,并对疾病的病因、临床表现、诊断、鉴别诊断、治疗措施等进行了详细讲解。本书条理清晰、涵盖面广,资料翔实、语言精练,通过更加直观的方式加深了读者对疾病的认识,起到事半功倍的效果。本书可提高神经内科专业临床医师的诊疗技巧、思维能力及临床实践能力。

由于神经内科内容繁多,且编者编写时间仓促,故书中存在疏漏甚或错误之处,恳请广大读者批评指正。

《神经内科常见病诊疗新进展》编委会
2023 年 1 月

目录

第一章

神经内科疾病常见症状

第一节 昏 迷

一、诊断思路

昏迷是脑功能衰竭的突出表现,是由各种病因引起的觉醒状态与意识内容以及身体运动均完全丧失的一种极严重的意识障碍,对剧烈的疼痛刺激也不能觉醒。

意识是自己处于觉醒状态,并能认识自己与周围环境。人的意识活动包括"觉醒状态"与"意识内容"两个不同但又相互有关的组成部分。前者是指人脑的一种生理过程,即与睡眠呈周期性交替的清醒状态,属皮质下激活系统的功能;后者是指人的知觉、思维、情绪、记忆、意志活动等心理过程(精神活动),还有通过言语、听觉、视觉、技巧性运动及复杂反应与外界环境保持联系的机敏力,属大脑皮质的功能。意识正常状态即意识清醒,表现为对自身与周围环境有正确理解,对内外环境的刺激有正确反应,对问话的注意力、理解程度以及定向力和计算力都是正常的。意识障碍就是意识由清醒状态向着昏迷转化,是指觉醒水平、知觉、注意、定向、思维、判断、理解、记忆等许多心理活动一时性或持续性的障碍。尽管痴呆、冷漠、遗忘、失语等,都是意识内容减退的表现,但只要在其他行为功能还能做出充分和适当的反应,就应该认为意识还是存在的。

按照生理与心理学基础可将意识障碍分为觉醒障碍和意识内容障碍两大类。

根据检查时刺激的强度和患者的反应,可将觉醒障碍区分为以下5级:①嗜睡,主要表现为病理性睡眠过深,患者意识存在,对刺激有反应,瞳孔、角膜、吞咽反射存在,唤醒后可作正确回答,但随即入睡,合作欠佳。②昏睡或朦胧,是一种比嗜睡深而又较昏迷稍浅的意识障碍。昏睡时觉醒水平、意识内容及随意运动均减至最低程度。患者不能自动醒转,在持续强烈刺激下能睁眼、呻吟、躲避,意识未完全丧失,对刺激反应时间持续很短,浅反射存在,可回答简单问题,但常不正确。③浅昏迷,仅对剧痛刺激(如压迫眶上神经)稍有防御性反应,呼之偶应,但不能回答问题,深浅反射存在(如吞咽、咳嗽、角膜和瞳孔光反射)。呼吸、血压、脉搏一般无明显改变。④中度昏迷,对强烈刺激可有反应,浅反射消失,深反射减退或亢进,瞳孔光反射迟钝,眼球无转动,呼吸、血压、脉搏已有明显改变,常有尿失禁。⑤深昏迷,对一切刺激均无反应,瞳孔光反射迟钝或消失,四肢张力消失或极度增高,并有尿潴留,呼吸不规则,血压下降。

意识内容障碍有以下3种:①意识混浊,包括觉醒与认识两方面的障碍,为早期觉醒功能低下,并有认识障碍、心烦意乱、思考力下降、记忆力减退等。表现为注意力涣散,感觉迟钝,对刺激的反应不及时,不确切,定向不全。②精神错乱,患者对周围环境的接触程度障碍,认识自己的能力减退,思维、记忆、理解与判断力均减退,言语不连贯并错乱,定向力亦减退。常有胡言乱语、兴奋躁动。③谵妄状态,表现为意识内容清晰度降低,伴有睡眠-觉醒周期紊乱和精神运动性行为。除了上述精神错乱以外,尚有明显的幻觉、错觉和妄想。幻觉以视幻觉最为常见,其次为听幻觉。幻觉的内容极为鲜明、生动和逼真,常具有恐怖性质。因而,患者表情恐惧,发生躲避、逃跑或攻击行为,以及运动兴奋等。患者言语可以增多,不连贯,或不易理解,有时则大喊大叫。谵妄或精神错乱状态多在晚间加重,也可具有波动性,发作时意识障碍明显,间歇期可完全清楚,但通常随病情变化而变化,持续时间可数小时、数天甚至数周不等。

(一)病史和检查

任何原因所致的弥漫性大脑皮质和/或脑干网状结构的损害或功能抑制均可造成意识障碍和昏迷。因此,对昏迷的诊断需要详询病史、细致而全面的体检以及必要的辅助检查。

病史应着重了解:①发生昏迷的时间、诱因、起病缓急、方式及其演变过程。如突然发生、进行性加剧、持续性昏迷者,常见于急性出血性脑血管病、急性感染中毒、严重颅脑损伤等;缓慢起病、逐渐加重多为颅内占位性病变、代谢性脑病等。②昏迷的伴随症状以及相互间的关系。如首先症状为剧烈头痛者要考虑蛛网膜下腔出血、脑出血、脑膜炎;高热、抽搐起病者结合季节考虑乙型脑炎、流行性脑脊髓膜炎;以精神症状开始应考虑脑炎、额叶肿瘤等;老年患者以眩晕起病要考虑小脑出血或椎-基底动脉系的缺血。③昏迷发生前有无服用药物、毒物或外伤史,既往有无类似发作,如有则应了解此次与既往发作的异同。④既往有无癫痫、精神疾病、长期头痛、视力障碍、肢体运动受限、高血压和严重的肝、肾、肺、心脏疾病以及内分泌代谢疾病等。

体格检查时,应特别注意发现特异性的体征,如呼吸气味(肝臭、尿臭、烂苹果、乙醇、大蒜等)、头面部伤痕、皮肤瘀斑、出血点、蜘蛛痣、黄疸、五官流血、颈部抵抗、心脏杂音、心律失常、肺部哮鸣音、水泡音、肝脾大、腹水征等,以及生命体征的变化。全面的神经系统检查应偏重于神经定位体征和脑干功能的观察:①神经定位体征。肢体瘫痪如为单肢瘫或偏瘫则为大脑半球病变;如为一侧颅神经麻痹(如面瘫)伴对侧偏瘫即交叉性瘫则为脑干病变。双眼球向上或向下凝视,为中脑病变;眼球一上一下,多为小脑病变;双眼球向偏瘫侧凝视,为脑干病变,向偏瘫对侧凝视,为大脑病变;双眼球浮动提示脑干功能尚存,而呈钟摆样活动,提示脑干已有病变(如脑桥出血),双眼球固定则示脑干功能广泛受累;水平性或旋转性眼球震颤见于小脑或脑干病变,而垂直性眼球震颤见于脑干病变。②脑干功能观察。主要观察某些重要的脑干反射以及呼吸障碍类型,以判断昏迷的程度,也有助于病因诊断。双侧瞳孔散大,光反射消失,提示已累及中脑,也见于严重缺氧及颠茄、阿托品、氰化物中毒;一侧瞳孔散大,光反射消失,提示同侧中脑病变或颞叶钩回疝;双侧瞳孔缩小见于安眠药、有机磷、吗啡等中毒以及尿毒症,也见于脑桥、脑室出血。垂直性头眼反射(头后仰时两眼球向下移动,头前屈时两眼球向上移动)消失提示已累及中脑;睫毛反射、角膜反射、水平性头眼反射(眼球偏向头转动方向的对侧)消失,提示已累及脑桥。吞咽反射、咳嗽反射消失,提示已累及延髓。呼吸障碍如潮式呼吸提示累及大脑深部及脑干上部,也见于严重心力衰竭;过度呼吸提示已累及脑桥,也见于代谢性酸中毒、低氧血症和呼吸性碱中毒;叹息样抑制性呼吸提示已累及延髓,也见于大剂量安眠药中毒。③其他重要体征包括眼底检查、脑膜刺激征等。实验室检查与特殊检查应根据需要选择进行,但除三大常规外,对于昏迷患者,血液电解质、尿素氮、CO_2CP、血糖等应列为常规检查;对病情不允许者必须先就地抢救,视病情许可后再进行检查。脑电图、头 CT 和 MRI 以及脑脊液检查对昏迷的病因鉴别有重要意义。

(二)判断是否为昏迷

临床上可见到特殊类型的意识障碍,呈现意识内容活动丧失而觉醒能力尚存。患者表现为双目睁开,眼睑开闭自如,眼球无目的地活动,似乎给人一种意识清醒的感觉;但其知觉、思维、情感、记忆、意识及语言等活动均完全丧失,对自身及外界环境不能理解,对外界刺激毫无反应,不能说话,不能执行各种动作命令,肢体无自主运动,称为睁眼昏迷或醒状昏迷。常见于以下3种情况。

1.去大脑皮质状态

由于大脑双侧皮质发生弥漫性的严重损害所致。特点是皮质与脑干的功能出现分离现象:大脑皮质功能丧失,对外界刺激无任何意识反应,不言不语;而脑干各部分的功能正常,患者眼睑开闭自如,常睁眼凝视(即醒状昏迷),痛觉灵敏(对疼痛刺激有痛苦表情及逃避反应),角膜与瞳孔对光反射均正常。四肢肌张力增高,双上肢常屈曲,双下肢伸直(去皮质强直),大小便失禁,还可出现吸吮反射及强握反射,甚至伴有手足徐动、震颤、舞蹈样运动等不随意运动,双侧病理征阳性。

2.无动性缄默

无动性缄默或称运动不能性缄默,以不语、肢体无自发运动,但却有眼球运动为特征的一种特殊类型意识障碍。可由于丘脑下部-前额叶的多巴胺通路受损,使双侧前额叶得不到多巴胺神经元的兴奋冲动而引起。但临床上以间脑中央部或中脑的不完全损害,使正常的大脑皮质得不到足够的脑干上行网状激活系统兴奋冲动所致者更为常见。有人把前种原因所致者称无动性缄默Ⅰ型,后者称无动性缄默Ⅱ型。主要表现为缄默不语或偶有单语小声稚答语,安静卧床,四肢运动不能,无表情活动,但有时对疼痛性刺激有躲避反应,也有睁眼若视、吞咽等反射活动,有觉醒-睡眠周期存在或过度睡眠现象。

3.持续性植物状态

严重颅脑损伤后患者长期缺乏高级精神活动的状态,能维持基本生命功能,但无任何意识心理活动。

神经精神疾病所致有几种貌似昏迷状态:①精神抑制状态常见于强烈精神刺激后或癔症性昏睡发作,患者表现出僵卧不语,对刺激常无反应,双眼紧闭,扒开眼睑时有明显抵抗感,并见眼球向上翻动,放开后双眼迅速紧闭,瞳孔大小正常,光反射灵敏,眼脑反射和眼前庭反射正常,无病理反射,脑电图呈现觉醒反应,经适当治疗可迅速复常。癔症性昏睡多数尚有呼吸急促,也有屏气变慢,检查四肢肌张力增高,对被动活动多有抵抗,有时四肢伸直、屈曲或挣扎、乱动。常呈阵发性,多属一过性病程,在暗示治疗后可迅速恢复。②闭锁综合征由于脑桥腹侧的双侧皮质脊髓束和支配第Ⅴ对脑神经以下的皮质延髓束受损所致。患者除尚有部分眼球运动外,呈现四肢瘫,不能说话和吞咽,表情缺乏,就像全身被闭锁,但可理解语言和动作,能以睁眼、闭眼或眼垂直运动示意,说明意识清醒,脑电图多正常。多见于脑桥腹侧的局限性小梗死或出血,亦可见于颅脑损伤、脱髓鞘疾病、肿瘤及炎症,少数为急性感染后多发性神经变性、多发性硬化等。③木僵常见于精神分裂症,也可见于癔症和反应性精神病。患者不动、不语、不食,对强烈刺激也无反应,貌似昏迷或无动性缄默,实际上能感知周围事物,并无意识障碍,多伴有蜡样弯曲和违拗症等,部分患者有发绀、流涎、体温过低和尿潴留等自主神经功能失调,脑干反射正常。④发作性睡病是一种睡眠障碍性疾病。其特点是患者在正常人不易入睡场合下,如行走、骑自行车、工作、进食、驾车等时均能出现难以控制的睡眠,其性质与生理性睡眠无异,持续数分钟至数小时,但可随时唤醒。⑤昏厥仅为短暂性意识丧失,一般数秒至1分钟即可完全恢复;而昏迷的持续时间更长,一般为数分钟至若干小时以上,且通常无先兆,恢复也慢。⑥失语,完全性失语的患者,尤其是伴有四肢瘫痪时,对外界的刺激均失去反应能力,如同时伴有嗜睡,更易误诊为昏迷。但失语患者对给予声光及疼痛刺激时,能睁眼,能以表情示意其仍可理解和领悟,表明其意识内容存在,或可有喃喃发声,欲语不能。

(三)昏迷程度的评定

目前国内外临床多根据格拉斯哥昏迷评分(Glasgow coma scale,GCS)进行昏迷计分(表1-1)。

表 1-1　GCS 昏迷评分标准

自动睁眼 4 分	正确回答 5 分	按吩咐动作 6 分
呼唤睁眼 3 分	错误回答 4 分	刺痛能定位 5 分
刺痛睁眼 2 分	语无伦次 3 分	刺痛时躲避 4 分
不睁眼 1 分	只能发音 2 分	刺痛时屈曲 3 分
	不能言语 1 分	刺痛时过伸 2 分
		肢体不动 1 分

1.轻型

GCS 13～15 分,意识障碍 20 分钟以内。

2.中型

GCS 9～12 分,意识障碍 20 分钟至 6 小时。

3.重型

QCS 3～8 分,意识障碍至少 6 小时或再次昏迷者。有人将 QCS 3～5 分定为特重型。昏迷的判定以患者不能按吩咐动作,不能说话,不能睁眼为标准。一且能说话或睁眼视物就是昏迷的结束。除外因醉酒、服大量镇静剂或癫痫发作后所致昏迷。

(四)脑死亡

脑死亡又称不可逆性昏迷,是颅内结构的最严重损伤,一旦发生,即意味着生命的终止。许多国家制定出脑死亡的诊断标准,归纳起来如下:①自主呼吸停止。②深度昏迷,患者的意识完全丧失,对一切刺激全无知觉,也不引起运动反应。③脑干反射消失(眼脑反射、眼前庭反射、光反射、角膜反射和吞咽反射、瞬目和呕吐动作等均消失)。④脑生物电活动消失,脑电图(EEG)呈电静止,听觉诱发电位(AEP)和各波消失。如有脑生物活动可否定脑死亡诊断,但中毒性等疾病时,EEG 可呈直线而不一定是脑死亡。上述条件经 6～12 小时观察和重复检查仍无变化,即可确立诊断。

二、病因分类

昏迷的病因诊断极其重要,通常必须依据病史、体征和神经系统检查,以及有关辅助检查,经过综合分析,做出病因诊断。

(一)确定是颅内疾病或全身性疾病

1.颅内疾病

位于颅内的原发性病变,在临床上通常先有大脑或脑干受损的定位症状和体征,较早出现意识障碍和精神症状,伴明显的颅内高压症和脑膜刺激征,提示颅内病变的有关辅助检查如头 CT、脑脊液等通常有阳性发现。

2.全身性疾病

全身性疾病又称继发性代谢性脑病。其临床特点:先有颅外器官原发病的症状和体征,以及相应的实验室检查阳性发现,后才出现脑部受损的征象。由于脑部受损为非特异性或仅是弥散性机能障碍,临床上一般无持久和明显的局限性神经体征和脑膜刺激征,主要是多灶性神经功能缺乏的症状和体征,且大都较对称。通常先有精神异常,意识内容减少。一般是注意力减退,记忆和定向障碍,计算和判断力降低,尚有错觉、幻觉,随病程进展,意识障碍加深。脑脊液改变不显著,头 CT 等检查无特殊改变,不能发现定位病灶。常见病因有急性中毒、内分泌与代谢性疾病、感染性疾病、物理性与缺氧性损害等。

(二)根据脑膜刺激征和脑局灶体征进行鉴别

1.脑膜刺激征(＋),脑局灶性体征(一)

(1)突发剧烈头痛:蛛网膜下腔出血(脑动脉瘤、脑动静脉畸形破裂等)。

(2)急性发病:以发热在先,如化脓性脑膜炎、乙型脑炎、其他急性脑炎等。

(3)亚急性或慢性发病:真菌性、结核性、癌性脑膜炎。

2.脑膜刺激征(一),脑局灶性体征(十)

(1)突然起病者:如脑出血、脑梗死等。

(2)以发热为前驱症状:如脑脓肿、血栓性静脉炎、各种脑炎、急性播散性脑脊髓炎、急性出血性白质脑病等。

(3)与外伤有关:如脑挫伤、硬膜外血肿、硬膜下血肿等。

(4)缓慢起病:颅内压增高、脑肿瘤、慢性硬膜下血肿、脑寄生虫等。

3.脑膜刺激征(一),脑局灶性体征(一)

(1)有明确中毒原因:如乙醇、麻醉药、安眠药、一氧化碳中毒等。

(2)尿检异常:尿毒症、糖尿病、急性尿卟啉症等。

(3)休克状态:低血糖、心肌梗死、肺梗死、大出血等。

(4)有黄疸:肝性脑病等。

(5)有发绀:肺性脑病等。

(6)有高热:重症感染、中暑、甲状腺危象等。

(7)体温过低:休克、酒精中毒、黏液性水肿昏迷等。

(8)头部外伤:脑挫伤等。

(9)癫痫。

根据辅助检查进一步明确鉴别。

三、急诊处理

(一)昏迷的最初处理

1.保持呼吸道通畅

窒息是昏迷患者致死的常见原因之一。通常引起缺氧窒息的原因有头部位置不当、咽气管分泌物填塞、舌后坠及各种原因引起的呼吸麻痹等。有效方法:①仰头抬颏法。示指和中指托起下颏,使下颏前移,舌根离开咽喉后壁,气道即可通畅。简单易行,效果好。②仰头抬颈法。一手置于额部使头后仰,另一手抬举后颈,打开气道。③对疑有颈部损伤者,仅托下颏,以免损伤颈髓。④如有异物,需迅速清除,或在其背后猛击一下。如仍无效,则采用 Heimlich 动作。⑤放置口-咽通气道。⑥气管插管或气管切开。⑦清除口腔内异物。⑧鼻导管吸氧或呼吸机辅助呼吸。

2.维持循环功能

脑血灌注不足影响脑对糖和氧等能源物质的摄取与利用,加重脑损害。因此,尽早开放静脉,建立输液通路,以利抢救用药和提供维持生命的能量。

3.使用纳洛酮

纳洛酮是吗啡受体拮抗剂,能有效地拮抗β-内啡肽对机体产生的不利影响。应用纳洛酮可使昏迷和呼吸抑制减轻。常用剂量:每次 0.4～0.8 mg,静脉注射或肌内注射,无反应可隔 5 分钟重复用药,直达效果。亦可用大剂量纳洛酮加入5％葡萄糖液缓慢静脉滴注。静脉给药 2～3 分钟(肌内注射 15 分钟)起效,持续45～90 分钟。

(二)昏迷的基本治疗

1.将患者安置在有抢救设备的重症监护室

原则上应将患者安置在有抢救设备的重症监护室内,以便于严密观察,抢救治疗,加强护理。

2.病因治疗

针对病因采取及时果断措施是抢救成功的关键。

3.对症处理

(1)控制脑水肿、降低颅内压。

(2)维持水电解质和酸碱平衡。

(3)镇静止痉(抽搐、躁动者)。

4.抗生素治疗

预防感染,及时做痰、尿、血培养及药敏试验。

5.脑保护剂应用

能减少或抑制自由基的过氧化作用,降低脑代谢从而阻止细胞发生不可逆性改变,形成对脑组织起保护作用。

6.脑代谢活化剂应用

临床上主要用促进脑细胞代谢、改善脑功能的药物,即脑代谢活化剂。

7.改善微循环,增加脑灌注

对无出血倾向,由于脑缺氧或缺血性脑血管病引起的昏迷,可用降低血液黏稠度和扩张脑血管的药物,以改善微循环和增加脑灌注,帮助脑功能恢复。

8.高压氧治疗

提高脑组织与脑脊液的氧分压,纠正脑缺氧,减轻脑水肿,降低颅内压,促进意识的恢复。

9.冬眠低温治疗

使自主神经系统及内分泌系统处于保护性抑制状态,防止机体对致病因子的严重反应,以提高机体的耐受力;同时在低温下,新陈代谢降低,减少耗氧量,提高组织对缺氧的耐受性;且可改善微循环,增加组织血液灌注,从而维护内环境的稳定,以利于机体的恢复。

10.防治并发症

积极防治各种并发症。

第二节 抽 搐

抽搐是指全身或局部骨骼肌的不自主收缩。伴有意识丧失的抽搐则称为惊厥。

一、发生机制

抽搐的发生机制极其复杂,依据引起肌肉异常收缩的电兴奋信号的来源不同,基本上可分为两种情况。

(一)大脑功能障碍性抽搐

这是脑内神经元过度同步化放电的结果,当异常的电兴奋信号传至肌肉时,则引起广泛肌群的强烈收缩而形成抽搐。在正常情况下,脑内对神经元的过度放电及由此形成过度同步化,均有一定控制作用,即构成所谓抽搐阈。许多脑部病变或全身性疾病可通过破坏脑的控制作用,使抽搐阈下降,导致抽搐的发生。

1.神经元的兴奋阈下降(即兴奋性增高)

神经元的膜电位取决于膜内外离子的极性分布(细胞内高钾、细胞外高钠)。颅内外许多疾病,可直接引起膜电位降低(如低钠血症、高钾血症),使神经元更易去极化产生动作电位(兴奋阈下降);间接通过影响能量代谢(如缺血、缺氧、低血糖、低血镁、洋地黄中毒)或能量缺乏(高热使葡萄糖、三磷酸腺苷等的过度消耗),导致膜电位下降;神经元膜的通透性增高(各种脑部感染或颅外感染的毒素直接损伤神经元膜,血钙离子降低使细胞对钠离子通透性增高),使细胞外钠流入细胞内,使细胞内钾外流,而使膜电位及兴奋阈降低。

2.神经介质的改变

中枢神经系统有多种传递介质,某些神经元的轴突于突触点释放抑制性介质,对神经元的过度放电及同步化起控制作用。当兴奋性神经介质过多,如有机磷中毒时,抑制胆碱酯酶的活性,使兴奋性递质的乙酰胆碱积聚过多,即可发生抽搐。抑制性神经递质过少,如维生素 B_6 缺乏时,由于谷氨酸脱羧酶辅酶的缺乏,使谷氨酸转化成抑制性介质的 γ-氨基丁酸减少;或肝性脑病早期,因脑组织对氨的解毒需要谷氨酸,致使以由谷氨酸生成的 γ-氨基丁酸减少,也可导致抽搐。

3.抑制系统通路受阻

脑内有些神经组成广泛抑制系统,有控制神经元过度放电的作用。脑部病变(如出血、肿瘤、挫伤或各种原因所致局部胶质增生和瘢痕形成),除了直接损害神经元膜或影响脑血液供应外,也可能阻断抑制系统,使神经元容易过度兴奋。

4.网状结构的促去同步化系统功能降低

脑干神经元放电同步化系统与网状结构的促去同化系统之间的平衡,对控制神经元的过度放电及同步化起相当重要的作用。一旦网状结构的促去同化系统功能降低,脑干神经元放电同步化系统就相对亢进,可使较多的神经元同时放电而发生抽搐。

(二)非大脑功能障碍性抽搐

有些引起肌肉异常收缩的电兴奋信号,不是源于大脑,而是源于下运动神经元,主要是脊髓前角的运动神经元。如破伤风杆菌外毒素选择性作用于中枢神经系统(主要是脊髓、脑干的下运动神经元)的突触,使其肿胀而发生功能障碍。士的宁中毒是引起脊髓前角细胞过度兴奋,发生类似破伤风的抽搐。各种原因(缺钙、维生素 D 缺乏、碱中毒、甲状旁腺功能低下)引起的低钙血症,除了使神经元膜通透性增高外,也常由于下运动神经元的轴突(周围神经)和肌膜对钠离子的通透性增加而兴奋性升高,引起手足搐搦。

二、诊断

抽搐并不是一种疾病,它常常是疾病严重的临床表现,或是某些疾病(如癫痫、低钙血症)的主要征象。在诊断过程中,应综合分析各方面资料,才能明确其发生的原因。

(一)诊断方法

1.病史

不同疾病所致的抽搐,其临床表现不尽相同,详细收集病史非常重要。

(1)抽搐的类型:由于病因的不同,抽搐的形式也可不一样。临床常见有下列几种。①全身性抽搐:最常见为癫痫大发作,典型者先是全身骨骼肌持续性强直收缩,随即转为阵挛性收缩,每次阵挛后都有一短暂间歇;破伤风则是持续性强直性痉挛,伴肌肉剧烈的疼痛。②局限性抽搐:为躯体某一局部的连续性抽动,大多见于口角、眼睑、手、足等,有时自一处开始,按大脑皮质运动区的排列形式逐渐扩展,如以一侧拇指,渐延及腕、臂、肩部,多见于局灶性癫痫;手足搐搦症则呈间歇性双侧强直性肌痉挛,以上肢手部最显著,典型的呈"助产手";面肌痉挛为局限于一侧面肌的间歇性抽动。

(2)抽搐的伴随症状:临床上可引起抽搐的疾病颇多,临床表现各有特点,发病规律也并非一致,所伴发的不同症状,对诊断具有相当意义。例如,癫痫大发作常伴意识障碍和大小便失禁;破伤风有角弓反张、苦笑面容、牙关紧闭;急性中毒所致抽搐,有一系列中毒症状;大脑病变常有意识障碍、精神症状、颅内高压症等;心血管、肾脏病变、内分泌及代谢紊乱等均有相应的临床征象。

(3)过去史:既往的病史对诊断有重要参考价值,反复发作常提示癫痫,而外伤、感染,以及内脏器官的疾病情况,有助于寻找引起抽搐的原发病。

2.体征

由于导致抽搐的病因众多,常涉及临床各科,因此详细的体格检查十分重要,通常包括内科和神经系统检查。

(1)内科检查:几乎体内各重要内脏器官的疾病均可引起抽搐,在抽搐发作时必须按系统进行检查。例如,心源性抽搐可有心音及脉搏消失,血压下降或测不到,或心律失常;肾性抽搐则存在尿毒症的临床征象;低钙血症的常见体征有Chvostek 征(即面神经征,以指尖或叩诊锤叩击耳颞下方的面神经,同侧上唇及眼睑肌肉迅速收缩)和 Trousseau 征(即手搐搦征,以血压计袖带包扎上臂,加压使桡动脉搏动暂停2~3 分钟后出现手搐搦征)阳性。

(2)神经系统检查:神经系统许多不同性质的病变均可引起抽搐,通过仔细的神经系统检查,有助于判断引起抽搐的病变部位。当存在局灶体征,如偏瘫、偏盲、失语等时,对脑损害的定位更有价值。精神状态的检查,对功能性抽搐的确定有参考作用。

3.实验室检查

根据病史、体格检查所提供的线索,来选择实验室检查项目。

(1)内科方面:当临床上提示抽搐是全身性疾病引发的,应根据提供的线索,选择相应的检查。除了血、尿常规外,还有心电图、血液生化(血糖、肝肾功能、电解质等)、血气分析、内分泌检查及毒物分析等。

(2)神经系统方面:一旦怀疑神经系统病变,根据临床提示的病变部位及性质,进行相应的辅助检查,如脑电图、头颅 X 线片、CT 或磁共振成像、脑脊液、肌电图、神经传导速度等,对神经系统损害的部位、性质及可能的原因具有较大的参考价值。

在临床上,面对一个抽搐发作的患者,必须将病史、体格检查及必要的辅助检查资料进行综合分析。首先要鉴别抽搐是大脑功能障碍抑或非大脑功能障碍所致;其次若确定为大脑功能障碍引起的抽搐,则应分清是原发于脑内的疾病,或是继发于颅外的全身性疾病,对前者必须判断抽搐发作是器质性还是功能性(癔症性抽搐);最后才能进一步寻找分析引起抽搐的可能病因。

(二)鉴别诊断

临床常见的抽搐常由不同疾病所致,其临床表现不尽相同,因而认识常见疾病的抽搐特点,有助于鉴别诊断。

1.癫痫

原发性癫痫在儿童期起病,多为全身性发作,脑电图有相应的改变,从病史、体检及辅助检查中均未发现病因。继发性癫痫常见的病因有颅内感染、颅脑外伤、急性脑血管病等,抽搐仅仅是其临床表现之一;同时具有脑部局灶或弥散损害的证据,如头痛、呕吐、精神异常、偏瘫、失语、昏迷,大多数抽搐发作同病变的严重程度平行。随着脑部病变的加剧抽搐可增多,甚至发展为癫痫持续状态,脑电图、脑脊液及神经影像学检查有明显的异常发现。

2.手足搐搦症

手足搐搦症表现为间歇性双侧强直性肌痉挛,上肢重于下肢,尤其是在手部肌肉,最典型的呈"助产士手",即指间关节伸直,拇指对掌内收,掌指关节和腕部屈曲;常有肘伸直和外旋。下肢受累时,呈现足趾和踝部屈曲,膝伸直。严重时可有口和眼轮匝肌的痉挛。发作时意识清楚,Chvostek 征和 Trousseau 征阳性。

3.全身型破伤风

全身型破伤风呈间歇性骨骼肌强直性痉挛,在抽搐间隙,肌肉也难以放松,外界轻微刺激即可诱发,每次历时数秒,伴有剧烈疼痛,常造成角弓反张和苦笑面容,但意识清楚,脑电图无痫性放电,病前有外伤史。

4.晕厥

晕厥是一种暂时性脑缺血,原因很多,一般以血管运动失调性为多见,发作时有头晕、眼花、恶心、呕吐、出汗、面色苍白、脉率加快,血压短暂下降,平卧后即改善,意识可清醒或短暂丧失,无抽搐。

5.热性惊厥

发病多在 6 个月至 6 岁,以 1~2 岁为多见。最常见于上呼吸道感染、扁桃腺炎,少数见于消化道感染或出疹性疾病,约一半患儿有同样发作的家族史,提示与遗传因素有关。惊厥的发生多在体温迅速上升达 39 ℃以上(多在 24 小时内),发作形式为全身性强直、阵挛性发作,持续时间在 30 秒以内,一般不超过 10 分钟,脑电图常有节律变慢或枕区高幅慢波,在退热后 1 周内消失。多为单次发作,也可能数次同样发作,及时降温可以预防。但若无脑损害征象,并不导致癫痫。

6.中毒性抽搐

最常见于急性中毒。其发生抽搐的主要机制如下。

(1)直接作用于脑或脊髓、使神经元的兴奋性增高而发生抽搐,大多是药物的过量,如贝美格(美解眠)、戊四氮、二甲弗林(回苏灵)、咖啡因、肾上腺素、肾上腺皮质激素等。

(2)中毒后缺氧或毒物作用,引起脑代谢及血液循环障碍,形成脑水肿,见于各种重金属、有机化合物、某些药物和食物的急性重度中毒,临床多呈全身性肌强直阵挛性发作,少数也可呈局限性抽搐,有的可发展为癫痫持续状态。中毒所导致的抽搐常合并其他中毒症状,如一氧化碳中毒的面色潮红、口唇樱桃红色、多汗、心率快、呼吸促、血压下降等;有机磷中毒的呼吸及呕吐物呈蒜味,尚有毒蕈碱样及烟碱样症状;铅中毒先有神经衰弱综合征、牙龈铅线、腹痛、贫血等;各种严重中毒,抽搐同时有昏迷及颅内高压症等表现。

7.阿-斯综合征

阿-斯综合征是指各种原因引起心排血量锐减或心脏停搏,使脑供血短期内急剧下降所致的突然意识丧失及抽搐。常见于严重心律失常、心排血受阻的心脏病或某些先天性心脏病、心肌缺血、颈动脉窦过敏、直立性低血压等。其抽搐时间更短,一般仅数秒,最多数十秒,先有强直,躯体后仰,双手握拳,随即双上肢至面部阵挛性痉挛,伴有意识丧失、瞳孔散大、流涎,偶有大小便失禁。发作时心音及脉搏消失,血压明显下降或测不到。脑电图在抽搐时呈电位低平,其后为慢波,随意识恢复后逐渐正常。

8.代谢、内分泌异常所致的抽搐

一些代谢、内分泌疾病,除了代谢、内分泌异常的临床表现外,还常因能量供应障碍、水电解质和酸碱平衡紊乱等,干扰了神经细胞膜的稳定性而出现抽搐。

(1)低钙血症常可引起手足搐搦症,严重时可使神经元细胞膜通透性增高,导致膜电位下降,而出现癫痫样发作。

(2)低钠血症、低镁血症、碱中毒也可影响神经元膜的通透性,改变膜内外离子分布,引起抽搐发作。

(3)低血糖常表现为心慌、无力、饥饿感、出冷汗、脉速,甚至昏迷,当血糖降低至 2.8 mmol/L 以下,即可发生抽搐;常见于糖尿病患者使用降糖药物期间未按时进餐,也可见于胰岛 β 细胞病变(腺瘤、腺癌或增生)、产生类胰岛素物质的胰外肿瘤、垂体前叶或肾上腺皮质功能减退或胰岛素过量等。

(4)在高渗性非酮症性糖尿病昏迷,常先有多饮、多尿,之后逐渐出现意识蒙眬、幻觉、定向障碍等,即进入谵妄状态,可伴有抽搐发作。

(5)尿毒症的毒素可能损害细胞膜通透性,阻滞钠离子自细胞内向外释放,使细胞内高钠;同时电解质和酸碱平衡失调也可促使脑病发生,出现尿毒症性抽搐。

(6)甲状腺功能减退(黏液性水肿)、甲状旁腺功能过低、肾上腺危象、子痫、急性卟啉病、肝衰竭等,均可在疾病严重时伴发抽搐。

9.癔症性抽搐

大多在精神刺激下发作,表现为突然倒下,全身僵直、双目紧闭(检查者拨开其眼睑时有违拗现象,可见眼球转动、瞳孔无改变),双手握拳或不规则的手足舞动,常伴有面色潮红、捶胸顿足、哭笑叫骂等情感反应,发作持续数分钟至数小时,有人围观时持续时间更长。肌收缩不符合强直与阵挛的规律,发作时无意识丧失(事后对发作过程可回忆),无舌咬伤、尿失禁及摔伤,暗示或强刺激可以中断其发作。

10.严重呼吸屏息发作

好发在婴幼儿,常在情绪影响下,剧哭后突然呼吸屏息,继而出现青紫、肢体抽动、角弓反张,脑电图正常。

第三节 肌 肉 萎 缩

肌肉萎缩是由于肌肉营养不良导致骨骼肌体积的缩小,肌纤维变细或数目减少,是许多神经肌肉疾病的重要症状和体征。两侧肢体相同部位周长相差

1 cm以上,在排除皮肤和皮下脂肪影响后,可怀疑肌肉萎缩。

一、临床分类及特点

目前肌肉萎缩尚无统一分类,结合病因分类如下。

(一)神经源性肌萎缩

神经源性肌萎缩主要由脊髓和下运动神经元病变引起。前角细胞及脑干运动神经核损害时肌萎缩呈节段性分布,以肢体远端多见,可对称或不对称,伴肌力减低、腱反射减弱和肌束颤动,不伴感觉障碍,肌力和腱反射程度与损害程度有关。延髓运动核病变则可引起延髓麻痹、舌肌萎缩与束颤。肌电图见肌纤维震颤位或高波幅运动单位电位。活检见肌肉萎缩变薄。镜下呈束性萎缩改变。神经根、神经丛、神经干及周围神经病变时,肌萎缩常伴有支配区腱反射消失、感觉障碍,肌电图和神经传导速度出现相应的改变。

(二)肌源性肌萎缩

萎缩不按神经分布,常为近端型骨盆带及肩胛带对称性肌萎缩,少数为远端型。伴肌力减退,无肌纤维震颤和感觉障碍。血清肌酸磷酸激酶、乳酸脱氢酶、天冬氨酸氨基转移酶、磷酸葡萄糖变位酶、醛缩酶等均不同程度升高,肌醛磷酸激酶最为敏感。肌电图特征性改变为出现短时限多相电位。

(三)失用性肌萎缩

上运动神经元病变系由肌肉长期不运动引起,且多为可逆性。其特点为远端明显,上肢突出。全身消耗性疾病如甲状腺功能亢进、恶性肿瘤、自身免疫性疾病等。

(四)其他原因肌萎缩

如恶病质性肌萎缩、交感性肌营养不良等。

二、肌肉萎缩的定位诊断

(一)周围神经病变

周围神经病变时,该神经支配的肌肉出现肌萎缩,但无肌纤维颤动,早期腱反射可以亢进。若肌萎缩历时较久后,肌腱反射可减低或消失。在肌肉萎缩的相应分布区可伴有感觉障碍及其他营养障碍等。见于多发性肌炎、中毒、外伤、肿瘤压迫等病变。

(二)脊髓病变

其特点主要有以下几点。

（1）常在肢体远端产生肌萎缩，近端较轻，可呈对称性或非对称性分布。

（2）有肌纤维颤动，当脊髓前角有病变时可见肌纤维颤动。

（3）肌固有反射与腱反射，脊髓病变时，肌固有反射亢进，肌萎缩严重时则减低或消失。腱反射的改变，主要根据锥体束损害的情况而定，如果以下运动神经元损害为主时，则腱反射减低或消失。脊髓病变可见于急性脊髓前角灰质炎、外伤或脊髓软化等。

（三）脑部病变引起的肌萎缩

一般伴反射亢进或病理反射。可见于脑血管病引起的偏瘫，经长时间偏瘫可出现失用性肌萎缩，顶叶病变时其所支配的部位出现肌萎缩，多呈半身性。见于脑血管病变、肿瘤等。

（四）肌肉本身病变

肌源性肌萎缩一般多分布在四肢近端，肌病引起的肌萎缩无肌纤维颤动，肌固有反射减低或消失，与肌萎缩的程度平行。可见于肌营养不良症、多发性肌炎等。

三、临床意义

（一）急性脊髓前角灰质炎

儿童患病率高，一侧上肢或下肢受累多见。起病时有发热，肌肉瘫痪为阶段性，无感觉障碍，脑脊液蛋白质及细胞均增多。出现肌肉萎缩较快，由于患病者以儿童多见，多伴有骨骼肌发育异常。一般发病后几小时至几日可出现受累肌肉的瘫痪，几日至几周出现肌肉萎缩，萎缩肌肉远端较明显。

（二）肌营养不良症

肌营养不良症是一组由遗传因素所致的肌肉变性疾病。表现为不同程度分布和进行性的骨骼肌无力和萎缩。

1.Duchenne 型

最主要特点为好发于男性，婴幼儿起病，3～6 岁症状明显，逐渐加重，表现为躯干四肢近端无力、跑步、上楼困难、行走鸭步步态，有肌肉萎缩和假性肥大、肌力低下，早期肌肉萎缩明显，假性肥大不明显，数年后才出现假性肥大，以腓肠肌明显，骨盆带肌、椎旁肌和腹肌无力、萎缩明显，行走时骨盆不能固定，双侧摇摆，脊柱前凸，形似鸭步。自仰卧位立起时，必须先转向俯卧位，然后双手支撑着足背依次向上攀扶，才能立起，称 Gowers 征现象。病情逐渐发展上肢肌无力和萎缩,使举臂无力。前锯肌和斜方肌无力和萎缩不能固定肩胛内缘,使两肩胛骨竖起呈翼状肩胛。多数患者腓肠肌有假性肥大,假性肥大也可见于臀肌、股四头肌、冈下肌、三角肌等。假性肥大使肌肉体积肥大而肌力减退,随着病情的发展,病情更加严重,多数在15~20岁不能行走,肢体挛缩畸形,呼吸肌受累时出现呼吸困难,脑神经支配的肌肉一般不受影响,部分患者可累及心肌。常因呼吸衰竭、肺炎、心肌损害而死亡。

2.Becker 型

多在 5~25 岁发病,早期开始出现骨盆带肌和下肢肌的无力和萎缩,走路缓慢,跑步困难,进展缓慢,逐渐累及肩胛带肌和上肢肌群,使上肢活动无力和肌肉萎缩。常在病后 15~20 年不能行走,肢体挛缩和畸形。也常有腓肠肌的肥大。

3.肢带型

各年龄均可发病,以 10~30 岁多见,早期骨盆带肌或肩胛带肌的无力和萎缩,下肢或上肢的活动障碍,双侧常不对称,进展较慢,常至中年才发展到严重程度,少数患者有假性肥大。

4.面-肩-股型

发病年龄儿童至中年不等,青年期多见,面肌无力与萎缩,患者闭眼无力,吹气困难,明显者表现肌病面容,上睑稍下垂,额纹和鼻唇沟消失,表情运动困难。常有口轮匝肌的假性肥大。肩胛带肌、上肢肌的无力与萎缩,出现上肢活动障碍,严重者呈翼状肩胛。胸大肌的无力与萎缩,使胸前平坦,锁骨和第 1 肋骨显得突出。病情发展非常缓慢,常经过很长的时间影响骨盆带肌和下肢肌,多不引起严重的活动障碍,部分患者呈顿挫型,病情并不发展。偶见腓肠肌和三角肌的假性肥大。

(三)运动神经元病

临床表现为中年后起病,男性多于女性,起病缓慢。主要表现为肌萎缩、肌无力、肌束颤动或锥体束受累的表现,而感觉系统正常。引起肌肉萎缩的疾病,有以下 3 种类型。

1.进行性肌萎缩症

主要病理表现为脊髓前角细胞发生变性,临床上首先出现双手小肌肉萎缩无力,以后累及前臂及肩胛部伴有肌束颤动、肌无力及腱反射减低、锥体束征阴性等下位运动神经元受损的特征。

2.肌萎缩侧索硬化

病变侵及脊髓前角及皮质脊髓束,表现为上、下运动神经元同时受损,出现肌萎缩、肌无力、肌束颤动、腱反射亢进、病理征阳性。

3.进行性延髓性麻痹(球麻痹)

发病年龄较晚、病变侵及脑桥与延髓运动神经核。表现为构音不清、饮水发呛、吞咽困难、咀嚼无力、舌肌萎缩伴肌束颤动,唇肌及咽喉肌萎缩,咽反射消失。本病多见于中年后发病,进行性加重,病变限于运动神经元,无感觉障碍等,不难做出诊断。本病应与颈椎病、椎管狭窄、颈髓肿瘤和脊髓空洞症鉴别。

(四)多发性肌炎

该病是一组以骨骼肌弥漫性炎症为特征的疾病,临床主要表现为四肢近端、颈部、咽部的肌肉无力和压痛,随着时间的推移逐渐出现肌肉萎缩,伴有皮肤炎症者称皮肌炎。伴有红斑狼疮、硬皮病、类风湿关节炎等其他免疫性疾病者称多发性肌炎重叠综合征;有的合并恶性肿瘤,如鼻咽癌、支气管肺癌、肝癌、乳腺癌等。主要表现为骨骼肌的疼痛、无力和萎缩。近端受累较重而且较早,如骨盆带肌肉受累,出现起蹲困难,上楼费力;肩胛带受累,两臂上举困难。病变发展可累及全身肌肉,颈部肌肉受累出现抬头费力,咽部肌肉受累出现吞咽困难和构音障碍。少数患者可出现呼吸困难。急性期受累肌肉常有疼痛,晚期常有肌肉萎缩。有的患者可有心律失常和心脏传导阻滞。

(五)低钾性周期性麻痹

20～40岁男性多见,常在饱餐、激动、剧烈运动后、夜间醒后或清晨起床时等情况下发病。出现四肢和躯干肌的无力或瘫痪,一般不影响脑神经支配的肌肉。开始常表现为腰背部和双下肢的近端无力,再向下肢的远端发展,少数可累及上肢。一般1～2小时,少数1～2天内达到高峰。检查可见肌张力降低,腱反射减弱或消失,没有感觉障碍,但可有肌肉的疼痛。严重者可有呼吸肌麻痹,或有心律失常,如心动过速、室性期前收缩(早搏)等。发作初期可有多汗、口干少尿、便秘等。每次发作持续的时间为数小时、数天,长则1周左右。发作次数,多者几乎每晚发病,少数一生发作一次。常在20多岁发病,40岁以后逐渐减少。一般不引起肌肉萎缩,发作频繁者,在晚期可有肢体力弱,甚至轻度萎缩。

(六)吉兰-巴雷综合征

病前1～4周有感染史,急性或亚急性起病,四肢对称性弛缓性瘫痪,脑神经损害,脑脊液蛋白-细胞分离现象。一般3～4周后部分患者可逐渐出现不同程度肌肉萎缩。

第四节 步态异常

行走能力是人类一种基本的运动技能,完成行走动作几乎要涉及所有的脊髓节段、全身大部分肌肉及中枢神经系统的许多功能,所以任何这些部位的轻微改变均有可能反映出步态的改变。有些疾病在早期,步态异常可以是唯一表现。任何年龄,步态的变化都可能是神经系统疾病的一种表现。

行走障碍在老年人较常见,也是使其丧失独立生活能力和造成跌倒性损伤的重要原因。临床上,步态和平衡障碍有时难于诊断。它可能涉及多种疾病,特别在老年人,往往是多因素共同造成的。客观地讲,每一个行走困难的患者均有一个可探明的原因。

一、正常行走的解剖生理基础

正常的行走可分解为两个基本动作:①保持平衡,即首先使人体在直立状态下保持平衡。②行走动作,即能启动并维持节律性的步伐。两者为完全不同但相互有联系的两个部分。

(一)平衡的维持

1.直立反射

直立是人类完成行走的第一步,它依赖于全身一系列肌肉的协同收缩,带动躯干、肢体的移动,使人体从坐卧爬方式改为垂直站立。直立反射弧传入部分由前庭、触觉系统器官、本体感觉系统及视觉系统共同组成的。

2.支撑反射

一旦直立的姿势建立后,体内与抗重力相关的肌群立即协同工作,以保持直立身体的平衡,同时纠正体内、外的各种非平衡因素。它还依赖灵活的韧带、肌腱、肌肉以维持下肢足、踝、膝、髋关节的稳定性。

3.调整反射

姿势的调整反射是躯体一组多突触类型的反射,当牵拉、抬举站立者的肢体时,会使人体重心发生轻微的偏移,人体会依据感觉系统所感知的重心移动程度及既往经验,调整其躯干及下肢为主的远隔部位肌肉收缩,从而建立新的平衡。

4.挽救性反射

如果上述调整反射失败,人体会启动挽救反射,带动上、下肢体运动来维持平衡。即平衡被打乱后,人体可向不同方向跨出一步或多步,以改变重心,对应外力。而当人体认为迈步不能时(如面临悬崖),则可使用挥动双臂的方法,此反射是随意的。

5.保护性反射

当挽救性反射也失败,人体不能纠正偏差的重心,从而面临跌倒时,保护性反射被启动,以使双手能拉住某物,阻止或减慢人体的倾倒,或在触地之前用肢体保护颜面、头颅等重要部位免受伤害。

总之,平衡是由前庭、本体感觉及视觉传入经支撑反射弧所产生的反射性肌肉收缩,结合既往的经验而共同维持的。

(二)行走的动作

1.行走的启动

在行走前,必须有起步的信号启动肢体及躯干运动。下列一组动作是启动步伐所必须完成的:①重心移向一侧以使另一侧可迈出。②躯体前移使重心移至前方的一足。许多临床步态异常均影响起步及步伐。

2.节律性迈步

启动后行走的进行即依赖于躯干肌及肢体的协同运动产生交替的步伐,走的动作受肢体、躯干的骨、关节、肌肉力量及中枢神经系统行走中枢的调节。

正常步态分析:步行周期从某足跟触地开始,而以该足跟再次触地结束,其中,一侧肢体约60%时间为支撑时间(与地面接触),40%为移动时间(不与地面接触)。而双腿支撑时间(即同时触地)应少于20%,肌电图连续记录可以发现,在移动时间里,主要是屈肌兴奋及收缩,而在支撑时间里,则是伸肌兴奋及收缩为主。

(三)影响行走的解剖结构

1.周围神经系统

周围神经系统包括体感神经、前庭神经及视觉传入以及广泛分布的运动神经和肌肉,它们构成了行走的最低级结构。

由于双足直立的人类行走方式与四足动物有很大区别,故行走的生理及解剖学研究很难借助动物实验的结果,只能依靠在四足动物基础上结合临床观察及推测而得。

2.脊髓

游离脊髓是所有脊椎动物的行走基本中枢,在横断脊髓后,猫的四肢均可随转轮转动而产生节律性步伐。此结果说明,离断脊髓虽不能保持体位,但在部分哺乳动物却是动作发生器,但随进化程度越高,行走越依赖于上级中枢的调控。在人类,离断的脊髓除产生一些复杂的防御反射外,既不能保持平衡也不能产生其他行为,患者只能通过人造支撑物,结合损伤部位以上的躯干及肢体的提拉牵动瘫痪肢体的移动。四肢瘫痪者不能保持任何形式的平衡也不能行走,所以,人的脊髓在只是行走的基本中枢之一,完成行走必须有上级中枢的参与和调控。

3.脑干

脑干是维持姿势的所有反射的基本中枢,在去大脑强直的动物,伸肌张力普遍升高,可使动物能尽量保持站立体位。而去大脑后,位于脑桥被盖部的直立反射中枢完整保存,当电刺激背侧脑桥被盖区时,可使站立的猫蹲下,然后躺倒。当刺激腹侧脑桥被盖部时,可使躺下的猫站起,并开始行走。脑干结构的排列方式也与损伤后平衡功能障碍的表现形式有关,在猴,脑干侧面的损伤以锥体束损伤为主,主要是四肢远端肌肉瘫痪,不出现平衡障碍,而脑干中央的损伤可累及网状脊髓束、前庭脊髓束及顶盖脊髓束,运动障碍以躯干及近端肢体肌肉受累较明显,合并严重的平衡障碍。而临床上神经系统检查时,对运动障碍的检查主要以肢体远端肌肉为主,近端肌力及躯干运动障碍与平衡紊乱常被忽略。

脑干也是行走动作产生的中枢,包括猴在内的哺乳动物,电刺激丘脑底部、中脑尾部或脑桥网状结构等均可诱导动物产生行走动作。最轻度刺激仅导致对侧后肢的短暂轻微运动,最强的刺激可造成动物奔跑。它们对脊髓运动中枢有控制作用,也参与行走的启动。人体这种也应存在调节区域,只是更加依赖于皮质及皮质下的控制。

4.基底节

双侧电损猴苍白球并不影响行走节律,但明显影响姿势及相关的反射。灵长类多巴胺能神经元与起步及姿势的维持有关,严重帕金森病猴多呈现屈曲姿势,姿势反射消失,僵硬。

5.小脑

小脑是一个平衡有关的结构,但其基本原理还不清。去小脑犬可完整保存直立反射、挽救反射和保护性反射。

6.大脑皮质

在动物实验中证实,皮质在平衡维持中只是起调节作用,在随意性行走过程必须依赖丘脑、纹状体,但皮质并非必不可少的,犬的皮质完整但额叶损伤时,可出现非对称性转圈运动。同样猴 Brodmann 区 8 区单侧性损伤在早期可造成同侧头和眼的歪斜,一段时间后症状可减轻,但兴奋时可出现向同侧的旋转。皮质对于调节脚的较为精细的活动尤为重要,如过较窄的平衡木等。猴的皮质损伤后,许多平衡及姿势性反射均消失,提示皮质对灵长类的平衡及姿势性反射较猫及犬等有重要的调控作用。

二、病因及分类

临床上,对步态异常的病因及分类常按其损伤部位及临床表现。近年来,随着对行走的解剖基础及生理基础与病理生理的深入了解,逐渐过渡为按受损伤结构水平分析其病因及分类。

三、诊断方法

(一)病史

起病及病情发展的趋势对诊断有重要帮助。绝大多数老年患者步态异常是逐渐发生的,且进展缓慢,病程多为数月或数年,而几天内急性发生的步态异常多为脑脊髓血管性疾病。一般,患者均因为跌倒才意识到平衡障碍的存在。脑及脊髓疾病变患者除步态异常外,常可有头痛、腰背痛、感觉障碍、肌力减退等神经系统其他表现。尿急、排尿不连续提示脑特别是额叶皮质下病变或脊髓病变。应查清患者对乙醇及其他影响平衡运动的药物的使用情况及既往健康状况,有无肝、肾功能障碍及呼吸系统疾病的病史。对跛行者还应注意有无骨、关节疾病与损伤史。如有步态异常家族史者应考虑遗传性肌病、遗传性共济失调等的可能。视力障碍与眩晕发作病史可提示视觉及前庭病变。

(二)神经系统检查

严格的神经系统检查可帮助定位,由于躯干及肢体近端肌力对行走的影响更大,故应成为神经系统检查的重点。

除常规的神经系统检查外,应着重对步态进行分析,必须认真进行下列针对行走异常的检查。

(1)嘱患者从就座的椅子上站立起来。

(2)维持站立姿势。

(3)承受各个方向(向前、向后及向两侧)的推动。

(4)观察起步,有无僵硬、迟疑。

(5)行走的动作,步基的宽度,步幅的长度,双足立地时间长短,抬脚力度,节律,双臂摆动的情况。

（6）转弯。

（7）观察患者在失衡状态下自主性的挽救及保护反射。

通过上述检查可进一步与患者建立良好的沟通，增加对病状的进一步了解，从而提高诊断正确率。

（三）特殊检查

尽早施行 MRI 检查对诊断有较大的帮助，它可以清晰显示脑干及小脑的病变，MRI 检查还可进行屏幕测试以确诊脑积水，对白质异常的表现较为敏感，但应注意，在临床上，T_2 相含水增多的表现是非特异性的，应结合其他的表现来诊断白质疏松症等病变。在许多不明原因的老年性行走异常者，MRI 检查常可发现脑室旁及半卵圆中心的多发性腔隙性梗死。最后可考虑使用诊断试验包括平台位置图、肌电图连续记录，以进行步态分析。

对步态异常的观察需一定的识别能力，有的颇具特征性如帕金森病的慌张步态，脊髓疾病所致痉挛性下肢轻瘫步态、僵硬、环行运动和触地反弹，小脑病变则躯干向两侧晃动、双足控制不良、特别是当患者在较窄的环境中行走时调节不良尤为明显，而临床上往往见到的是这些特征性表现被许多非特征性代偿及防御性反应所掩盖，如步基加宽、步幅变小、双足同时支撑时间（一般少于 20%）延长等。还要注意患者因焦虑和对跌倒的恐惧常使表现变得复杂而多样，应仔细评价。

四、鉴别诊断

（一）"低层次"姿势及步态异常

凡周围神经以及骨、关节、肌肉病变所产生的平衡及步态障碍划归此类较容易诊断。如果此时中枢神经系统保持完整，该类步态异常是较容易被适应而逐渐得到改善，如失明、义肢、本体感觉障碍等所造成的行走障碍。

1.感觉性共济失调步态及平衡障碍

平衡是依靠从视觉系统、前庭系统及本体感觉传入中获得的高质量的信息而维持，当此种信息来源受损，则需要其他系统的代偿，但这种代偿又常不完全，则站立平衡系统不能维持而出现步态不稳。故临床上许多患者的慢性进行性平衡障碍是由于感觉传入系统的疾病所致，当患者已察觉到平衡有障碍时必然会试图调整而呈现谨慎步态。或成为感觉性共济失调，步态不稳，因而常易跌倒。体感性共济失调步态与小脑共济失调步态相比其步基更窄，举足过高，踏地过重（跨阈步态），但迈步节律基本正常，其步行的调节更依赖于视力，可反复跌倒，患者不能在狭窄的空间站立,昂伯氏征阳性。典型表现常出现在脊髓痨或亚急性脊髓联合变性患者,也可见于累及大纤维传入的周围神经病,有可能不出现其他感觉障碍而单独累及步态和平衡功能。部分双侧前庭损伤的患者可不出现眩晕,也仅表现为严重的平衡障碍。此类患者确诊需借助平衡功能的检查。

2.神经肌肉病变及肌病性步态异常

神经肌肉病及肌病患者均有不典型的步态异常,周围神经病所致远端肌无力者,常出现抬脚过高以矫正双足下沉,脚跟落地很重,另外这类患者常伴感觉缺失。肌病及肌萎缩导致肢体近端肌无力者,常因不能站起而无法行走,下肢肢带肌无力患者行走时常表现出特殊的骨盆晃动,呈典型的"鸭步"。

(二)"中等层次"步态异常

"中等层次"步态障碍往往导致正常体位、步态及协同行为的变形,即中枢神经系统的正常行走及命令在执行中被歪曲,从而表现为步态异常,如小脑性共济失调者虽保存支持及保护反射,可以行走,但其体姿及动作均不协调。"中等层次"行走异常包括痉挛性、共济失调性、肌张力不全性及舞蹈性步态。早期帕金森病步态属于此类,但进展一段时间后则出现平衡失调及起步困难,则属于"高层次"步态异常。

1.痉挛性步态

痉挛性步态是脊髓损害所表现的特殊步态异常,以躯干及双下肢僵硬,下肢触地反弹,划圈样动作及脚步拖曳为特点,在严重时双侧内收肌过度收缩,肌张力升高,形成剪刀步态,痉挛是上运动神经元损伤表现之一,多数源于脊髓,也可由脑部疾病所致。

多数老年人出现这种步态是由于颈关节强直所致,它常被内科及骨科医师所忽略,直到出现神经系统症状,随年龄增长颈关节囊增生,韧带肥厚,造成椎管狭窄,使脊髓受到压迫,同时也挤压了脊髓血管,出现脊髓供血不足,最常见表现为下肢轻瘫,伴站立不稳及膀胱功能障碍(尿急、尿频),常可无颈痛及神经根痛,部分可诉说手麻及活动不灵活,典型时可出现下肢痉挛性共济失调步态,还可因跌伤而加重病情。该病诊断除以临床脊髓压迫的表现外,MRI检查还可发现颈椎增生性改变、椎管狭窄及脊髓早期受压的证据。此病的病程因人而异,多可相对静止,部分可呈进行性加重。

脊髓外伤及脱髓鞘疾病是年轻人痉挛性步态的常见原因,多发性硬化可通过 MRI 及脑脊液检查而诊断。同时应注意排除脑膜及脊髓血管的先天性异常。

少数痉挛性瘫痪可由于脑部损伤所致及大脑性瘫痪(脑瘫),可波及上肢,并出现失语等症状,成年患者多由于脑血管病及脱髓鞘性疾病,而婴幼儿则与产伤及宫内窒息有关,表现为轻度双侧瘫痪及智能发育迟滞。

2.锥体外系步态

帕金森病是老年常见神经系统疾病,危及 15% 的 65 岁人群。具有特征性的前倾姿势和慌张步态。老年患者有时仅表现僵硬和步态异常,并不出现上肢震颤和动作迟缓,近 1/4 运动迟缓性强直综合征后来被证实为非特发性帕金森病。其诊断包括进行性核上性麻痹、纹状体-黑质变性、皮质-基底节变性等均应考虑到,特别是在患者出现姿势保持困难及对左旋多巴不敏感时更应考虑。

亨廷顿病患者的步态异常主要表现为突发性舞蹈样动作,而肌张力不全及肌肉痉挛患者则表现为肢体僵硬、固定,躯干常呈屈曲(脊柱前凸、侧屈)样,慢性抗精神病药物所致步态异常以迟发性运动障碍为主。而部分患者用地西泮后可因损害平衡支撑反射而致频繁跌倒,此现象在停药后数天才可恢复。

3.小脑性步态

小脑性步态是最具特点的行走异常,以步伐缓慢及蹒跚,步基加宽为主,在狭窄的地面行走时其躯干不稳更明显,不能完成足跟接足尖直线行走,但患者平衡代偿反射均完好,故在日常生活中并不常跌倒。

成年患者的慢性进行性小脑性步态异常诊断较困难,应首先排除小脑脱髓鞘病及后颅窝占位病变的可能,各种遗传性及获得性小脑变性也应考虑,如橄榄-脑桥-小脑萎缩症,均发病较迟。而以躯干共济失调伴小脑蚓部变性者多与慢性酒精中毒有关。副肿瘤性小脑变性及苯妥英钠中毒也可出现小脑性共济失调步态,但后者系急性表现。

4.其他

中毒性及代谢性脑病的运动障碍通常是可以治疗的,近年来发病逐渐增多,有的代谢性脑病患者常表现为不稳定步态,且常向后跌倒,最典型的为尿毒症及肝衰竭,其扑翼样震颤可影响姿势的维持。镇静药物尤其是长效苯二氮䓬类和 neuroleptic 类可影响姿势反射,从而增加跌倒的危险。

个别老年患者表现步态异常是因为颅内占位性疾病、原发性中枢神经系统肿瘤及代谢性疾病,症状呈亚急性进展且伴跌倒史的患者应排除慢性硬膜下血肿。

(三)"高层次"平衡及步态异常

"高层次"的感觉、运动中枢与在不同环境下选择行走及维持平衡的方式有关。在排除骨关节疾病及脊髓、小脑及锥体外系病变后,步态及平衡的异常常与大脑皮质对体位、运动的协调出现差错有关。"高层次"平衡及步态异常的分类依据下列特性：①平衡障碍的代偿性反应及其障碍。②表现突出的失衡或姿势控制能力障碍。③有无起步困难及行走的行为过程有无障碍。④伴随症状。

1.谨慎步态

谨慎步态的特点是正常或中度增宽的步基、步幅变小、行走变慢、转弯困难、双足同时立地的时间延长、双上肢的协同运动减少等，但起步不迟疑、步伐无拖曳、不僵硬、基本保持正常的步伐节奏，如果推动患者，可发现轻度的平衡障碍，难于保持单腿支撑的姿势，由于患者已意识到平衡有障碍，故主观上加倍小心迈步以防跌倒。此方式的行走异常属于非特异性，正常人在特殊环境下也可出现，如在冰上行走等，但主要还是见于老年人，既往曾被称作老年步态综合征，后来发现该步态在许多青年患者也可出现，特别是在疾病早期，包括多发性腔隙性脑梗死、正常颅压脑积水、阿尔茨海默征及许多周围神经病等，在疾病特征性表现还未出现时往往以无特征性谨慎步态为主，如正常颅压脑积水等。

谨慎步态是多因素造成的：①老年人骨、关节系统的灵活性减弱，对肌肉收缩所产生的反应欠灵敏，关节活动幅度减小。②肌收缩强度减弱。③运动系统的调节精确度下降，这可能是由于本体、平衡、视觉等感觉系统传入的轻度异常。④中枢神经系统对上述感觉传入的分析处理有错误。谨慎步态还应与癔症性谨慎步态鉴别，后者缺乏神经系统症状及体征而对跌倒的恐惧非常突出。

2.额叶性共济失调性步态

(1)皮质下平衡障碍：其特点为明显的平衡失调伴姿势调节反射缺失或无效。表现为逐渐发生的似木桩样的倾倒，患者肌力感觉常保持完整，但站立时常向后或病变对侧倾倒，平衡障碍也影响了行走动作的完成，造成行走困难或行走不能，同时不出现任何姿势调节反射及保护反射(尽管肌电图等显示这些反射均存在)。急性发病者的症状在起病后几天至几周内可更明显。常见的伴随症状为眼肌麻痹(垂直凝视麻痹、瞳孔改变)、构音障碍及锥体外系表现。多见于进行性核上性麻痹及多发性腔隙性脑梗死累及丘脑腹侧核时。另外，一侧壳核、苍白球和中脑损害后也偶然发生皮质下平衡障碍。

(2)额叶性平衡障碍：常指由于额叶占位性病变所造成的严重的平衡障碍，从而使患者无法独立站立或行走。其特点也是以平衡障碍为突出表现，伴姿势反射及动作不当或错位。如患者不能站起(或坐下)、站不稳或根本无法调动躯干及肢体以完成站立的动作。如欲站立时则使躯干向后仰而非正常时向前倾，在重心以下难以抬起肢体，也根本不能迈动双腿，躯干及肢体运动笨拙、僵硬、可呈类肌强直。伴随症状有智力障碍,额叶释放表现如强握反射、类肌强直、排尿障碍、假性延髓性麻痹、腱反射亢进、病理反射阳性。常见病因有肿瘤、脓肿、梗死或出血及广泛白质病变、脑积水等累及额叶或额叶-脑桥、小脑联系中断。

皮质下平衡障碍与额叶性平衡障碍两者均是以平衡及姿势反射的严重障碍,导致行走动作不能完成,两者的区别在于当患者能够迈出脚步,则倾向于皮质下平衡障碍;相反,当额叶性平衡障碍时,迈腿的运动往往无法完成。许多学者也不同意将额叶性平衡障碍等同于运动不能。首先,额叶性平衡障碍是以平衡及保护反射的倒错、变异为主要表现,运动障碍是次要的。其次,部分坐立运动障碍者可具备正常行走的功能。相反,部分躯干及步态有异常者并无肢体运动不能。

(3)单纯性起步不能:其特点为明显的起步困难,伴动作持续异常(如转身缓慢、僵硬),患者无明显的平衡异常,无认知障碍、无肢体运动不能或帕金森病。启动行走后初期,步幅短、抬脚低,形成拖曳,然而当行走一段时间后,步幅延长、抬脚正常、双臂摆动也正常,当分散注意力及穿过较窄的通道及较急的转弯时,重新出现拖曳步态,而数步或试图跨过沟渠等方法可改善其起步困难。患者平衡功能正常,姿势反射、步基均正常,极少跌倒。单纯性起步不能也常发生于脑血管病及脑积水等损伤了额叶白质及其联系纤维及基底节部分结构损伤。

由于单纯性起步不能除明显起步及转身障碍外还有拖曳步态、步幅缩短及行进中逐渐好转可与谨慎步态相鉴别。另外,它没有平衡功能障碍,姿势反射及保护反射正常,也无额叶释放的表现,可以鉴别额叶性平衡障碍。

(4)额叶性步态异常:其特点为步基变宽,行走缓慢伴双脚似埋植土中一样难以抬起,故步幅变短、拖曳、起步及转身均迟疑,同时伴有中等程度的平衡障碍。常由于脑血管病造成的双侧额叶白质的多发性病变或双侧半球联系中断所造成的步态异常,如多发性腔隙性脑梗死、脑动脉硬粥样化所致宾斯旺格病及正常颅压脑积水等。该步态异常常伴认知功能障碍,假性延髓性麻痹性构音障碍、额叶释放症状、锥体束征及排尿障碍。

额叶性步态异常的鉴别诊断:由于存在起步及转身迟疑、僵硬及姿势反射的异常,可与谨慎步态鉴别,但后者是非特异性表现,可随疾病的发展而逐渐转变为前者。另外,由于其平衡障碍较轻,尚能行走,可与额叶性平衡障碍鉴别,但可能由于其平衡障碍的加重而转变为额叶性平衡障碍,而单纯性起步不能则不存在平衡障碍。

额叶性步态异常与进展阶段的帕金森病性步态及其他运动不能性僵硬的鉴别比较困难，由于两者都有起步困难、僵硬、步幅变小，但如果步基变宽，则不支持帕金森病。另外，患者行走时躯干无前倾、上臂摆动正常是与额性步态异常相吻合。慌张步态行走时前倾或后仰伴四肢体僵硬则倾向于帕金森病。

应该注意，许多疾病的表现在不同时期是截然不同的，当进行到一定程度后还会出现互相交叉，最终发展成相似的最后状态，如记忆障碍在早期可明确分为额叶性、顶叶性及皮质下性，但在晚期均出现全面性智能障碍。同样，早期的谨慎步态可进一步发展为额叶性步态异常，继而当平衡障碍加重后则属于额叶性平衡障碍。

3.精神性步态异常

精神性步态异常是神经科最常见的步态异常之一，如无原因的立行不能，症状呈波动性，多见于癔症，暗示治疗常有戏剧性效果。焦虑症患者有跌倒恐惧时呈夸张的谨慎步态，行走如履薄冰或紧扶墙壁，以防止跌倒；忧郁症患者显示精神运动性迟缓，缺乏迈步动力而拒绝行走。

（四）无明确原因步态异常

事实上，临床上所见许多步态异常往往是由多种因素共同形成的，如脑血管病、颅内肿瘤及颅内转移瘤，很难确定其表现的步态异常是属于哪一层次的；而另一方面，临床上约有 15% 的步态异常不能找到明确的原因，尽管它们并非属于同一种疾病，多数学者称之为"原发性老年性步态"。

五、治疗

临床已发现 20%～25% 的老年性慢性进行性步态异常是由可治疗的疾病所致，如帕金森病、脑积水、额叶肿瘤及脓肿等，而绝大多数的精神性步态异常均可在施行适当的心理治疗后痊愈；当原发性疾病不明或治疗效果不佳时，还可借助各种有效的康复手段以促进平衡及运动功能的恢复，如对抗阻力的力量训练可帮助身体虚弱者和甚至是 80 岁以上的老年人恢复肌力，从而在一定程度上提高步行的速度及稳定性。感觉性平衡重复训练对前庭及本体性感觉障碍所致谨慎步态有特别的疗效，另外对有平衡障碍的患者应采取有效措施防止跌倒及摔伤，居室的墙上应安装扶手，脚步拖曳者应选择穿适当的鞋子，移动时可借助拐杖等辅助设施，还应请教专业人员视察生活及工作环境，以发现及排除可能的危险因素。

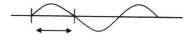

第二章

神经内科疾病常用检查

第一节　脑电图检查

一、脑电图分析

(一)脑电图的基本特征

脑电图的基本特征是指周期、频率、振幅、波形和位相。

1.周期

周期是一个波从它离开基线到返回基线所需的时间(图 2-1),也称周波,计算单位以 ms 表示。

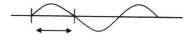

图 2-1　脑电图周期波

2.频率

频率是每秒出现的周期数,以周/秒(c/s)表示(图 2-2)。

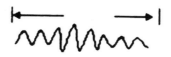

图 2-2　脑电图频率

3.振幅(波幅)

振幅是由波峰到两个波谷连线的垂直线(图 2-3)。

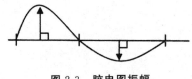

图 2-3 脑电图振幅

(1)低波幅:＜25 μV(微伏)。

(2)中波幅:25～75 μV。

(3)高波幅:75～100 μV。

(4)极高波幅:＞100 μV。

4.波形

波形是波的形状。

5.位相

位相是波峰的方向性。一个波由基线向上、下偏转便产生位相。向上为负相,向下为正相(图 2-4)。

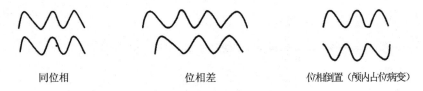

同位相   位相差   位相倒置（颅内占位病变）

图 2-4 脑电图位相

(二)脑电图的成分

1.波

波是单个电位差,即单个波。如 α 波、β 波等。

2.活动

活动是连续出现的波。

3.节律

节律是指单个波的周期,位相均相同。波幅呈现有规律的变化。如阿尔法节律的波幅从低到高,又逐渐变低形成梭状,两极(组)之间有静息期,这种现象为节律。

4.背景活动

背景活动是指在脑电图描记中,除了阵发或局限的显著变动部分外,其余表现为占优势的广泛和持续的活动。

5.常见脑波

如图 2-5 所示。

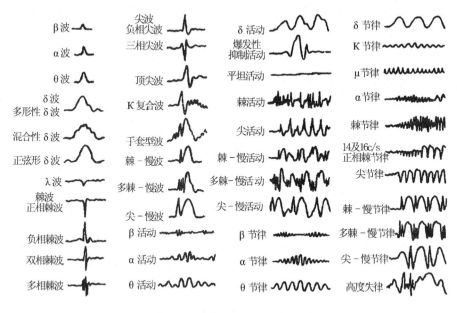

图 2-5 脑电图各成分示意图

常见脑波有以下几种。

(1)α 波:频率 8～13 c/s,10～100 μV。α 节律是脑波的基本节律。安静闭目时枕区的阿尔法节律明显。常在声、光刺激及思考时抑制(如睁闭眼试验、心算等)。

(2)β 波:频率 14～30 c/s,5～20 μV。当 β 活动占优势时,波幅可稍高,但不应大于 50 μv。多见于额、颞、中央区或介于两组 α 之间。当精神紧张或服用安眠镇静药物时,β 活动增多。β 波可受光线影响,但机体活动时 β 波抑制。

(3)θ 波:频率 4～7 c/s,波幅 10～200 μV 或更高。波形变化多,多为多形性的。多数学者认为 θ 波起源于海马回。当听觉和嗅觉受刺激时,就可引起海马回发作,此时呈现大量 θ 波。一般散在出现＞10% 为异常。

(4)δ 波:频率 0.5～3 c/s,波幅 10～200 μV 或更高。

(5)γ 波:频率 33～45 c/s,波幅 25 μV,多见于额、中央区,临床意义未明。

(6)μ 波:亦称弓状波,频率 7～11 c/s,波幅 50 μV 左右,波形似希腊字母 μ,痛觉刺激或握拳时受抑制,睁眼不消失。

(7)λ 波:频率 3～5 c/s,波幅 10～40 μV。眼球运动时 λ 波消失。

(8)K 波：频率 6～10 c/s，于思考时出现于额颞区。

(9)尖波：又称锐波或慢棘波或峰波。时限 80～200 ms，波幅多＞100 μV，12 c/s 左右。波的升降支光滑。有的学者称升支陡直，降支缓慢下降。负相尖波多见于癫痫。也可见于颅内炎症、颅内肿瘤等。

(10)棘波：又称针状波。时限＜80 ms，多 20～60 ms。波幅多 100～150 μV。波顶尖锐，升降支光滑陡直，升支直上，降支下降时多与升支重叠 1/3。6～14 c/s 的正相棘波常见于间脑发作。棘波是癫痫的特异性、发作性放电现象之一。但棘波不是癫痫的同义词，它可见于颅内肿瘤、脱髓鞘疾病等。

(11)尖慢波：由一个尖波与一个慢波复合而成。多见于癫痫小发作或局限性癫痫。

(12)棘慢波：由棘波和慢波组合而成，多 2～3 c/s，往往以不规则的持续性或爆发性出现。棘慢波是癫痫小发作的典型病理波。

(13)复合波：在一个慢波上附有许多小波或切迹或载波而形成一个变形波。这些载波可在波峰或升、降支的上段或下段，载波可是 α 波或 β 波。

(14)顶尖波：顶尖波是一种睡眠波。一般在浅睡时出现，在顶区。波幅高达 300 μV。多为负相波，成对后的顶尖波称驼峰波。常见于儿童期浅睡期。

(15)δ 节律：又称睡梭或纺锤波。为 14 c/s 的节律，多见于中睡期（非快速眼动期，睡眠第Ⅲ期）。

(16)K-综合波：K-综合波是一种在睡眠时经听觉刺激所诱发的高幅慢波，后随着出现不同高度的快波（12～16 c/s）的综合波。有时该综合波也可在睡眠时不经任何刺激而出现。这是一种正常的睡眠波，常出现在中睡期。

(17)手套型波：手套型波是一种异常睡眠复合波，也可见于 30% 的正常人，波形与手掌、指相似（如手套形状）。

(18)平坦活动：又称电沉默现象，为脑死亡的波形。为各种频率电活动都有不同程度的抑制，见于大脑严重损害或各种原因引起的极度（深）昏迷者。

6.脑波的出现形式

脑波的出现形式从时间顺序上可以是单个的、散的、短程的（1～3 秒）、长程的（3～10 秒）、持续的（＞10 秒）、阵发的、杂乱的。从空间分布上可以是弥漫的（又称普遍的或广泛的，出现于头部所有区域，即各个区域都有改变且两侧不对称）、弥散的（出现于头部大片区域而位置较恒定）、不对称的、一侧的、局限的等。

(三)脑波的测量

分析脑波有两种方法,一种是用频率自动分析器,另一种是视觉分析法。临床上采用的是后者。分析脑波要注意频率的出现率、波幅、波形、位相及各种因素对它们的影响。如年龄、意识状态、精神活动、睁闭眼、过度换气、声光刺激、药物等对频率与波幅都有影响。病理波出现的部位、程度与临床征象是否符合,与脑电图记录的各项条件的关系。

1.频率的测量

频率的测量用一特制的透明脑电图尺进行。

2.波幅的测量

波幅测量一般测量单导联的波幅,因其基线较稳定。

(1)低波幅:<25 μV。

(2)中波幅:25～75 μV。

(3)高波幅:75～100 μV。

(4)极高波幅:>100 μV。

3.量慢波

量慢波要注意慢波的波形周期,出现的区域,出现的形式(阵发、爆发、散在性或弥漫性、是否杂乱等)。

(四)儿童正常脑电图

新生儿的脑电图通常由不规则的低幅 δ 波及重叠在其上面的 7～30 c/s 极低幅快波和半节律性的 α 波组成。出生后 2 个月,不规则的慢波逐渐增加其频率,并常带有一定的节律性(3～5 c/s)。这种节律性首先出现于顶、中央区,然后扩大到枕区。出生 3～5 个月,δ 波开始减少,3～5 c/s 节律波出现于全部导联,但以顶、枕区为著(第一次组织化)。生后 6～11 个月,4～7 c/s 节律波在枕区占优势,并开始出现左右对称性。枕区 θ 波对光刺激呈现反应(第二次组织化)。

(1)1 岁:较稳定并较有规则的 5～8 c/s 高幅波出现于全部导联,以枕区为著。此时开始出现脑电图的个体差异,频率可以每年增加。

(2)3～5 岁:δ 波急剧减少,波幅开始降低,逐渐过渡到 θ 波,顶、枕区可出现8～10 c/s α 活动,其连续性将增加。但以顶区为主的 4～6 c/s θ 波尚较多,还可有散在性高幅 δ 波。3 岁是精神发育的第一个里程碑(图 2-6)。

(3)6～8 岁:θ 波急剧减少,8～12 c/s α 波(活动)增加,逐渐成为 α 优势。δ 波很少,波幅也低,β 波亦少。6 岁为精神发育的第二个里程碑。

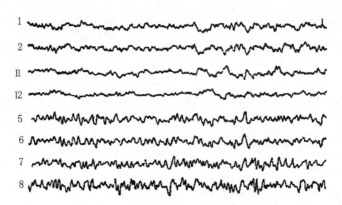

图 2-6　正常范围脑电图

正常儿,男,3 岁,清醒

(4)9~10 岁:α 优势已完成并较稳定,接近于成人的脑电图。枕区 α 活动主要为 10~12 c/s,额、顶区尚可有 7~8 c/s 节律波,也可见广泛性散在性 θ 波,δ 波出现率在 12% 以下。10 岁前 α 的波幅一般较高,超出 150 μv 者不一定异常。

(5)11~17 岁:基本上为成人脑电图,但尚不稳定,额、顶区出现少量 θ 波或 δ 波。

(五)儿童异常脑电图

(1)出现棘波、尖波病理复合波或爆发抑制,平坦活动等。

(2)有局限性改变。

(3)两侧显著不对称。

(4)4 岁以上枕部背景活动<6 c/s,>6 岁还有中等量 4 c/s 的波,>7 岁还有 2 c/s 的波,9 岁以上枕部背景活动<8 c/s,>10 岁还有中等量 4~8 c/s 的波。

(5)睡眠脑电图中没有睡眠波。

(六)成人正常脑电图

1.α 脑电图

α 脑电图为 α 节律占优势,特别是枕,顶部的。节律占优势,频宽>1.5 c/s,额区或各区可有少量低幅 β 活动,θ 波不明显(散见)(占正常成人的 79%,图 2-7)。

2.β 脑电图

β 脑电图为 β 活动占优势,波幅一般 20~30 μv,有时可达 50 μv。在 β 活动中间有低至中幅 α 波或节律(占正常成人 4%)。

3.低波幅脑电图

低波幅脑电图为 α 波稀少且振幅低,不超过 20 μV,β 波少而难于计算,结果致低幅θ波反而明显。视反应及过度换气后常出现α节律(占正常成人7%)。

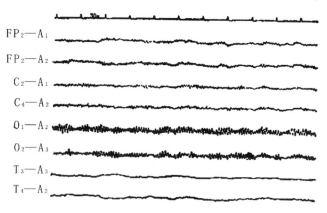

图 2-7　正常 α 型脑电图

女,42 岁,觉醒

4.不规则形脑电图

不规则形脑电图为α节律不规则,在额部的α波的振幅较高,低幅β活动较多(占正常成人10%)。

(七)成人异常脑电图

1.成人轻度异常脑电图

成人轻度异常脑电图如下。

(1)α波形欠整,杂乱或α波泛化、前移。波幅调节差,基线不稳,α波频率差别显著。

$$频率——\begin{cases} 同一导联 > 1 \text{ c/s} \\ 不同导联 > 2 或 2.5 \text{ c/s} \\ 双侧对应部位 > 0.5 \text{ c/s} \end{cases}$$

α波幅 > 150 μV,枕部双侧波幅差 > 50%。

(2)额区或各区出现高波幅β活动,β波波幅 > 50 μV。

(3)额区散在慢波数量超过正常范围(θ波指数 > 10%~15%),波幅为中至高波幅。

(4)自发或诱发出现少量的、单发的或偶见的不典型尖波,棘波,尖波,棘-慢波,尖-慢波。

(5)视反应α节律不抑制。

2.成人中度异常脑电图

(1)θ活动占优势,以θ波为基本节律。

（2）慢波有局限性，两侧经常有显著不对称的活动。

（3）自发或诱发尖波，棘波或尖-慢波，棘-慢波。

（4）过度换气时出现高波幅慢波、且在过度换气停止 10 秒后仍未消失。

（5）中幅 δ 波成串或成群出现。

3.成人高度异常脑电图

（1）δ 波占优势。

（2）有明显的局限性。

（3）出现自发或诱发的尖波节律，棘波节律或病理复合波节律。

（4）出现爆发抑制或平坦活动（波幅＜10 μV）。

见于严重颅内病变，颅内高压晚期，脑炎极期，严重脑外伤，肝昏迷，尿毒症，心搏骤停复苏，脑死亡等。

（八）睡眠脑波

1.思睡期

思睡期 α 波消失或中间出现，代以低波幅快活动及 θ 波，节律不规则，当外界刺激时，波可迅速恢复。

2.浅睡期

浅睡期可出现睡眠纺锤，即睡梭，又称 σ 节律。

3.中睡期

中睡期主要波率为 δ 波（3 c/s），不规则，常间以顶尖波及散在之睡眠纺锤及 K-综合波（12～16 c/s）。

4.深睡期

深睡期出现弥漫性高波幅不规则之 δ 波，波幅可高达 300～600 μV，两侧对称。同时混有 4～7 c/s θ 波，慢波上重叠有快波。睡眠纺锤消失。

（九）诱发试验

1.睁闭眼试验（视反应）

睁闭眼试验是被检者睁眼时，顶枕区 α 波受抑制，而代之以 β 活动这种反应称视反应。视反应可作为大脑发育进程的指标，在生理情况下，α 节律抑制随年龄的增长而增高，表现为 α 节律从部分抑制逐渐向完全抑制过度。在定位诊断上，视反应时病理波不抑制，表示病灶位于皮质浅部或电极附近；若病理波抑制，则表示病灶在皮质深部或远离电极部位。

2.过度换气（HV）

过度换气是使肺泡内大量二氧化碳呼出、血液二氧化碳浓度下降、血 pH 上升而出现的碱中毒状态,引起脑毛细血管收缩,皮质缺氧,使脑皮质神经细胞代谢的环境发生变化,提高皮层质兴奋性,在此状态下,提高病理波的阳性率。

3.睡眠

睡眠时癫痫病患者易出现或加强癫痫样放电。颞叶癫痫患者觉醒时脑电图只有 30%可发现病灶,而睡眠时则可有 80%以上发现病灶,局限性癫痫患者睡眠时阳性率可提高 2/3,除出现局限性异常外,还可有病侧睡眠波减弱或消失。

4.闪光刺激

闪光刺激对癫痫小发作病者多数可诱发棘-慢节律。对肌阵挛性癫痫患者可诱发多棘-慢波。对其他类型癫痫,闪光刺激诱发的脑电图异常,主要为弥漫性快活动或慢活动,棘-慢波,额和中央区棘波伴有肌阵挛。值得指出的是,有些癫痫患者在其他诱发试验阴性时,通过闪光刺激可获得阳性结果。

5.贝美格或戊四氮

贝美格易诱发局限性放电,戊四氮易诱发弥漫性放电。一般认为贝美格的不良反应比戊四氮少,引起脑电图改变的剂量和抽搐剂量距离较大,易排出并易被苯巴比妥中和,故比较戊四氮安全。此外,采用光-贝美格或光-戊四氮诱发,可减少药物用量和不良反应,并减少临床发作和提高阳性率。由于上述原因,故多采用光-贝美格诱发试验,其阳性率接近 90%。光-美解贝美格眠诱发的脑电图异常,主要为阵发性两侧同步性高波幅慢活动、棘波、棘-慢波或局限性异常放电。

6.声音刺激

声音刺激对声源性癫痫患者可诱发癫痫样放电与临床发作。对其他癫痫患者诱发阳性率不高,故较少用。此外,还有鼻咽电极、蝶骨电极、颈动脉窦压迫法、低血糖诱发、低氧诱发、水诱发、药物诱发以及合并方法光-戊四氮诱发等。

二、脑电图的临床应用

(一)癫痫

脑电图是确诊癫痫及癫痫综合征准确分类最有价值的检查方法,发作间期癫痫样放电(Eds)支持癫痫诊断,但缺乏 Eds 不能排除癫痫诊断。30%~50%的癫痫患者在第一次常规脑电图中记录到 Eds,60%~90%的癫痫患者在第 3 次脑电图中记录到癫痫放电,再增加描记次数未见增加,10%~40%的癫痫患者用常规脑电图不能显示发作间期 Eds,睡眠、睡眠剥夺、过度换气和闪光刺激等在某些患者可能诱发出 Eds。颞叶近中线部位及眶额部病灶的 Eds 在到达头皮时常不能以足够的波幅突出于背景活动之上,常需安放蝶骨电极、鼻咽电极等特殊电极。癫痫是发作性神经功能障碍,医师不能随时得到诊断所需的信息,延长脑电图监测时间是必要的。

1.脑电图录像监测系统

可同步记录患者的发作行为和发作时脑电图,可同时用两架摄像机(一架监测患者,一架对准脑电图)和一个特殊作用的发生器实现这一目的,也可只用一架摄像机监测患者,脑电图通过电子技术同时记录在录像带上。对癫痫发作类型诊断及某些不能解释的惊厥发作(如心源性晕厥、精神源性发作等)有重要诊断价值。例如,在惊厥发作期完全正常的脑电图则提示精神源性非癫痫性发作。此项检查应选择发作频率高、癫痫发作类型不明确的病例,否则得不到预期的效果。

2.脑电图动态磁带记录系统

采用盒式磁带脑电图记录仪长时间监测患者,通常每盘磁带可监测 24 小时,监测期中患者可自由活动。由于记录时间延长,可能得到常规脑电图未能得到的脑电图异常及其与生理节奏周期的关系,但对运动及其他伪差干扰极敏感,需有经验的医师来解释。

癫痫样活动已如前述,常见癫痫综合征的癫痫样异常见表 2-1。

表 2-1　常见癫痫综合征脑电图的癫痫样放电

癫痫综合征	脑电图
West 综合征	高度节律失调:在不规则的背景活动上暴发杂乱的高波幅慢波,多灶的癫痫样放电及波幅的突然衰减
Lennox-Gastaut 综合征	慢棘慢复合波(<2.5 Hz),背景活动明显减慢
儿童失神癫痫	普遍暴发的高波幅双侧对称同步的 3 Hz 棘慢波综合,易被过度换气所诱发,背景活动正常
良性 Rolandic 癫痫	中央-颞区局灶癫痫样放电,背景活动正常,睡眠中痫样放电明显增多
少年型肌阵挛癫痫	普遍性多棘慢波综合,可被闪光刺激诱发,背景活动正常
部位相关的癫痫	局灶的癫痫样放电,偶为局灶的慢活动,背景活动偶尔轻度减慢

(二)脑肿瘤、脑脓肿和硬膜下血肿

90%的患者脑电图改变取决于病变的类型和部位,除弥散改变外,典型异常为局灶性,多见局灶性慢波(多为 δ 波),有时为癫痫发作活动或局灶性波幅减低。发展迅速的病变,如脑脓肿(图 2-8)、转移瘤(图 2-9)和胶质瘤(图 2-10),特别是幕上病变脑电图异常率通常最高,脑脓肿实际为 100%,后两者是 90%~

95%。生长缓慢的肿瘤(如星形细胞瘤)、大脑半球以外的占位性病变(如脑膜瘤、垂体瘤)虽然临床或影像学表现可能很明显,但脑电图改变可能不明显或根本无改变。75%～90%幕上肿瘤或脓肿脑电图可准确定侧,当大脑转移瘤在计算机断层成像(CT)扫描尚未显示时,脑电图可能显示局灶性异常。

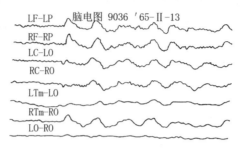

图 2-8　脑脓肿脑电图

女,27 岁,脑脓肿,颅内压增高。脑电图示弥漫性高波幅 δ 波,右颞枕最著

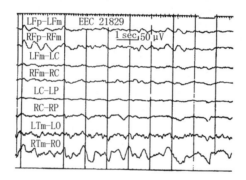

图 2-9　脑转移癌脑电图

女,35 岁,绒毛膜上皮癌脑转移,后枕部头痛,视物不清,幻视,脑脊液正常。脑电图示弥散性不规则中至高波幅 1.5～3 c/s 慢波,右颞枕部最著

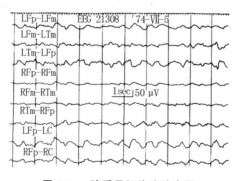

图 2-10　胶质母细胞瘤脑电图

男,51 岁,左额顶部多形性胶质母细胞瘤。脑电图示弥散高波幅多形性 2～4 c/s 慢活动,左额为著

(三)脑血管疾病

除临床上需要鉴别短暂性脑缺血发作与癫痫发作外,脑电图目前很少用于脑血管疾病的诊断。脑电图改变取决于病变部位及大小,如果偏瘫由颈内动脉或大的脑动脉病变所致,急性期脑电图在相应区域可显示正常脑电节律减少或慢活动增加;如果偏瘫由小血管病变所致,如脑深部及脑干腔隙性梗死脑电图通常正常。与其他原因引起的昏迷一样,伴意识障碍的较大范围血管病变脑电图显示非特异性广泛弥散性慢活动,数天后脑水肿消退,局灶性电活动显现出来,正常背景节律抑制或慢波活动(图 2-11)。3 个月后尽管临床异常仍然存在,约半数患者脑电图恢复正常,如异常脑电活动持续存在,通常预后较差。蛛网膜下腔出血常为普遍轻度异常,如出现局灶性改变常有定侧意义。

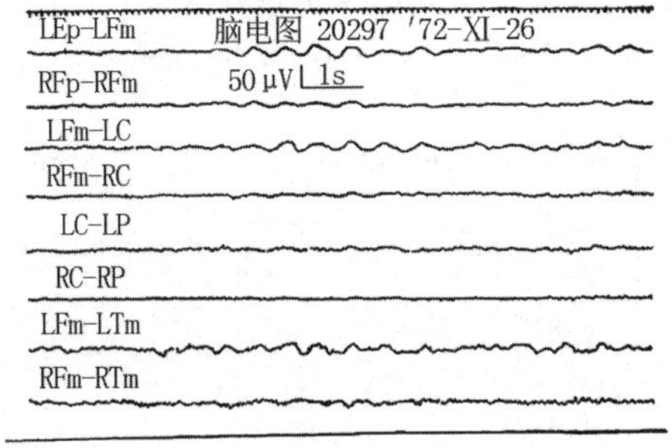

图 2-11　脑梗死患者的脑电图

男,54 岁,脑梗死,右侧偏瘫。脑电图示低波幅活动,左额及颞部导联可见中等波幅 2 c/s 的大慢波

(四)颅脑外伤

脑震荡患者伤后昏迷状态下脑电图出现慢波,之后慢波减少,伤后 24 小时大多数恢复正常。脑挫裂伤时局灶性改变常被普遍性改变遮盖,数天或数周后弥散性改变转变为局灶性改变,特别是病变位于一侧或脑上部表面时。如果不同时伴有癫痫和血肿,这些改变经数周或数月可消失。棘波和尖波常在慢波消退时出现,并可能先于外伤后癫痫。头外伤后动态脑电图监测对癫痫预测有一定价值,凡异常脑电图持续半年以上,异常脑电图加重或播散,异常脑电图消退又复出现,慢波病灶转变为刺激病灶(棘或尖波)等需考虑发生外伤后癫痫的可能性(图 2-12)。

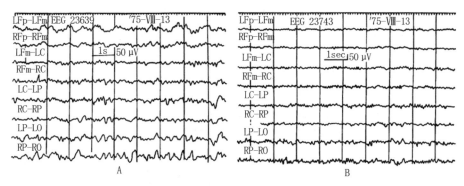

图 2-12　颅脑外伤患者的脑电图

A.女,7岁,1周前从1m高处跌下,头痛呕吐,神志清醒,神经系统检查未见异常。左颞皮下小血肿,左额骨线性骨折。脑电图示少量8~9 c/s的α活动调节不佳,左额部导联示不规则高波幅慢活动,右顶枕部可见高波幅尖波;B.与图 2-12A 为同一患儿,2周后左额部慢波消失,但双顶枕部仍可见不规则慢波及少数散在尖波

(五)引起昏迷及意识障碍疾病

意识障碍患者脑电图几乎均为异常。由于心搏停止导致严重的急性脑缺氧损伤,与脑电图减慢程度间有密切的一致性。普遍性 θ 活动是最轻的类型,中等程度缺氧脑电图显示正常背景活动消失及广泛的 δ 波;重度缺氧时脑电图出现暴发抑制,在高波幅尖波或棘波或不规则的非特异性电活动后出现数秒低平(几乎是等电位)活动;普遍性缺氧脑电图也可表现为 α 昏迷,α 昏迷及爆发抑制通常都是脑全面性缺氧后严重普遍减慢、电压衰减甚或脑电静息的过渡类型。α 昏迷也见于急性大面积的脑桥病变。严重甲状腺功能减退患者,脑波通常减慢。意识状态抑制越深,脑电图异常通常愈明显,严重木僵或昏迷呈现双侧高波幅慢波,额区更显著,此种情况见于急性脑膜炎或脑炎、严重血气异常、水和电解质平衡紊乱、尿毒症、糖尿病性昏迷,以及大面积脑病变伴意识障碍。肝性脑病脑电图异常程度与精神错乱、木僵或昏迷程度一致,脑电图的特征所见为双侧同步的高波幅三相波(图 2-13),但此种波形也见于与肾衰竭、肺脏衰竭相关性脑病。脑电图对病史不清的昏迷患者诊断可能有帮助,最大价值是显示无惊厥发作的非惊厥性癫痫持续状态,以及肝性脑病、巴比妥及其他镇静-催眠药中毒、癔症等未预料的其他病因。

(六)弥漫性脑变性疾病

阿尔茨海默病及其他引起大脑皮质功能损害的其他变性疾病,早期认知功能损害较轻,脑电图可能正常,出现中度至严重症状时脑电图可见弥散性慢活

动,局灶性慢波少见。若出现,应考虑其他多灶性病因,如多梗死性痴呆及其他进展较快的疾病如亚急性硬化性全脑炎,后者可见特征性脑电图表现。

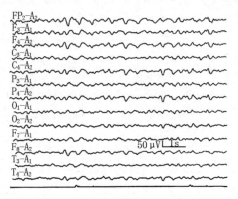

图 2-13　肝硬化(去皮质状态)

男,23岁。描记示弥散性不规则慢波,间以慢的三相波,正常 α 节律几近消失

(七)脑电图改变不明显的许多脑疾病

如多发性硬化,约 50% 的进展性病例显示非特异性异常(局灶性或弥散性减慢活动)。震颤性谵妄、短暂性全面性遗忘、戒断性癫痫发作等尽管临床表现明显,却很少或完全不出现脑电图改变,精神病(双相障碍或精神分裂症),致幻药物如麦角酰二乙胺中毒及大多数精神发育迟滞患者脑电图正常或表现非特异性异常。

(八)脑电图在其他方面的应用

脑电图越来越广泛地用于心血管外科术中监测,在心脏及颈内动脉内膜剥脱术期间,某些脑电图改变,特别是波幅明显减低提示需采取措施维持充足的脑血流供应,预防手术期间缺血性脑损害。脑电图也用于监测麻醉期间大脑功能状态,神经外科可通过颅内电极记录确定癫痫病灶,准确切除异常组织。常规脑电图可协助诊断癔盲症,轻睡期噪声引起的反应可帮助证实听觉存在。此外,多导睡眠图是研究和诊断某些睡眠障碍疾病不可缺少的方法。

三、24 小时动态脑电图

24 小时动态脑电图是指记录时间达到或超过 24 小时的便携式脑电图系统。受检者在日常生活环境中使用,完成 24 小时甚至更长时间的脑电活动记录,然后由电脑对记录数据进行处理,使偶发的一过性脑瞬间障碍的脑电活动得以再现,以确定发作与环境、时间、诱因和个人状态的关系。

(一)检查方法

24 小时动态脑电图是将 8、16、24 导联或以上脑电信号泛录于随身携带记录盒的磁盘上,连续记录 24 小时。开始记录时同常规记录脑电图一样,然后受检者便可携带记录盒进行日常活动、休息及睡眠。受检者需要详细记录日常各项活动及所患疾病临床发作的时间,供分析时参考。

(二)动态脑电图的适应证

为了证实癫痫痫性发作和发作性神经功能缺失,确定假性癫痫痫性发作类型,癫痫灶定位,观察药物疗效,癫痫预后判断及与其他发作性疾病的鉴别,需要进行动态脑电图检查。

(三)异常动态脑电图表现

(1)慢波:包括间歇性和连续性慢波。

(2)局灶性慢波:常提示该部位的局灶性损害。

(3)广泛性慢波:出现于癫痫发作后期,代谢改变和药物影响等。

(4)癫痫性放电的特征改变:发作期的棘波,棘-慢综合波。

(5)爆发性节律。

(6)周期性的节律改变。

(7)两侧半球或脑叶间波形不对称。

(四)动态脑电图的优势与不足

1.优势

(1)脑电图属于脑功能状态的检测。

(2)动态脑电图是 CT、磁共振成像(MRI)解剖结构观察的补充。

(3)提供了癫痫患者痫性放电的直接证据。

(4)某种程度上是诊断癫痫的唯一技术手段。

(5)检查费用低、可以重复检查。

(6)患者可以携带检查装置,随便走动,不影响日常活动。

2.不足

(1)存在着电极接触不良、电压不稳引起的伪差。

(2)咬牙、吞咽、咳嗽、肢体活动等引起的伪差。

(3)易受机体状态和药物的影响。

(4)受采集脑电图时间段的限制。

(五)动态脑电图检查的临床意义

1.对癫痫检测的阳性率高于常规脑电图

动态脑电图检查诊断癫痫的作用非常重要。在常规脑电图检查正常的癫痫患者中,通过动态脑电图检查,发现痫样放电的概率大大提高。

2.鉴别假性癫痫

许多发作性意识丧失疾病的表现与癫痫相类似,但发病机制不同。动态脑电图可用于晕厥和癫痫的鉴别。文献报道通过动态脑电图检查仅有1‰～5‰表现晕厥的患者有痫性放电。

3.术前癫痫患者的评估

对于局灶性癫痫和顽固性癫痫需要考虑手术切除病灶的患者。术前进行动态脑电图等监测,可进一步确定痫性发作病灶的局限性和痫性放电的顽固性,为手术切除范围提供的参考依据。

4.新生儿的痫性发作监测

由于窒息引起的新生儿癫痫发作和亚临床癫痫发作在临床上十分常见,据报道动态监测25例,发现痫性放电20例,其中11例有临床发作,痫性放电多发生在出生后5天,动态脑电图监测可为早期诊断提供帮助。

5.发作性睡病与癫痫

发作性睡病是一种快速眼动睡眠障碍的原发性疾病,表现为不可抗拒的睡眠、猝倒症、入睡前幻觉及睡眠瘫痪。发作性睡病的猝倒发作易与失张力性癫痫发作相混淆,50%的发作性睡病有持续几秒钟到10分钟的自动症和遗忘,事后不能回忆,易误诊为复杂部分性发作。动态脑电图监测对鉴别诊断极有帮助,发作性睡病在白天的睡眠中,甚至只持续10分钟的睡眠,也有快速眼动睡眠出现,而癫痫患者的快速眼动睡眠期,多在睡眠后90分钟才会出现。

6.梦游症与癫痫

梦游症是一种非快速眼动睡眠紊乱,典型表现是开始睡眠后的1～2小时患者突然坐起,表情淡漠,双目无神,稍后出现一些复杂,似有目的的反复活动,如起床、进食、走步,持续10～30分钟,然后又入睡,事后不能回忆。有时与复杂部分性发作相似,动态脑电图检查梦游症在睡眠第3或4期能被唤醒。脑电图为超同步、单节律。而癫痫患者则在脑电图上有痫性放电。

7.夜惊与癫痫

夜惊多发于儿童,表现为睡眠中异常惊醒、叫喊,表现惊恐不安、意识模糊。如当时促其觉醒,部分患者能说出梦到令人恐怖的活动情节,第2天患者常常不能对夜间发生的行为进行回忆,精神刺激、过度疲劳、极度兴奋常可诱发,是一种发生在非快速动眼睡眠中的睡眠紊乱。动态脑电图检查夜惊发生在睡眠阶段的3~4期,主要表现为普遍和局部的阵发性慢波,棘-慢、尖-慢综合波。

(六)动态脑电图

判定需要注意的问题异常脑电图仅说明一种脑功能状态。一种异常脑电图可见于多种疾病,故脑电图不能作病因诊断。脑电图反映的是神经元受损后电位变化,不能显示病变本身,所以定位范围较解剖、CT 或 MRI 范围大。但脑电图目前仍为其他方法不能代替的最敏感的脑功能监测方法。脑电图在癫痫的诊断中具有特殊重要作用。晕厥、短暂性脑缺血发作、癔症性发作、猝倒症、发作性睡病和过度换气综合征等许多临床上的发作性疾病,需要通过动态脑电图的检查加以鉴别。以上疾病在神经功能丧失的表现上有与癫痫相似的表现,但致病原因不同,没有大脑皮质神经元的异常放电,因而脑电图在鉴别诊断上有不可取代的特殊作用。脑电图反映了大脑功能状态,提供了痫性发作时脑功能异常的直接证据,是 CT、MRI 等影像技术所不能比拟的,这也是动态脑电图与其他检查技术比较的优势所在。

四、视频脑电图

(一)概述

1936 年脑电图开始用于临床,但脑电图是一种非线形、随机信号,时刻都不一样,异常信号也不是时刻都能记录到。随着计算机技术和信息处理技术的发展,脑电图记录技术又有了新的发展,其目标是最大限度提高发现异常脑电现象的机会。录像脑电图(又称视频脑电图)就是在常规记录技术基础上发展起来的、临床常用的脑电图记录技术。经过 20 余年的发展,这项技术发展到了现在的全数字化技术时代。视频脑电图不仅可以长时间地描记脑电图,而且具有临床发作表现录像,故更有利于癫痫的诊断和鉴别诊断。Kolar 对 66 例患者进行视-听脑电图监测,23 例可确诊为癫痫,17 例确诊为假性癫痫发作,53 例由于脑电图的结果而修改了临床诊断和治疗意见。

(二)检查方法

用摄像机对准患者的面部和全身,患者可以卧床休息,坐在椅子上吃饭、读书、闲谈,以便发作时记录下任何部位的抽搐动作,用贴在头上的电极记录患者的脑电,这样患者发作时的面部情况,抽搐的形象以及发作时的脑电便可以通过一个画面,同时显示在显示器上,并且可以存储在硬盘和光盘上,脑电图和人像可以随机回放(可以很容易选定回放任何时刻的记录)。供专业人员反复研究,以找到诊断和处理所需要的答案,以便对癫痫的诊断,分类、致病灶定位做出正确的结论和正确的处理方法。

(三)视频脑电图分析

视频脑电图最主要作用是对癫痫的诊断和鉴别诊断。癫痫有发作期和发作间期,有时两者脑电图是不一样的。癫痫发作间期常见的癫痫证据是癫痫样波,如棘(尖)波、棘(尖)-慢复合波等。发作间期与发作期脑电图有时相同,如肌阵挛发作,发作间期和发作期都可能表现为多棘-慢复合波。发作间期和发作期脑电图也可能表现完全不一样,如强直性发作,发作间期可能有或没有癫痫样波,而发作期主要表现为电压抑制或波幅逐渐增高的快波。婴儿痉挛症发作期间的脑电图特点为高峰节律紊乱,发作期则表现为大慢波,高峰节律紊乱消失;有的患者,发作间期脑电图记录不到异常现象,只有记录到发作期才能确诊。用视频脑电图鉴别发作性疾病是否为癫痫发作,主要是看发作时脑电图与发作前后的背景是否不同。另外还要全面分析、密切结合患者的临床表现,并除外夜惊等疾病。

(四)视频脑电图对癫痫诊断和鉴别诊断的价值及意义

1.提高发现癫痫样放电的阳性率

由于癫痫发作具有突发性、间歇性,因此目前常规脑电图描记 30 分钟的阳性率仅达 30%左右,再加上睡眠描记,阳性率可增加至 50%以上。而视频脑电图可以长时间描记,使痫样放电阳性率提高到 95%以上。并且可捕捉到临床发作时的痫样放电,有学者报道夜间额叶发作 23 例,清醒常规脑电图检查均为阴性;剥夺睡眠后白天作视频脑电图检查阳性率增至 52.2%;而夜间视频脑电图记录阳性率为 87%。

2.区别非癫痫发作与癫痫发作

非癫痫发作在人群中占 5%~20%,非癫痫发作中有相当部分患者被错误诊断为"难治性癫痫"。非癫痫发作与癫痫发作的鉴别要点是非癫痫发作发作期同步脑电图阴性,发作后症状少见。

3.帮助确定癫痫发作类型,识别轻微发作

视频脑电图更有利于认识和区别癫痫发作的类型,特别对新生儿发作,婴儿期癫痫发作,额颞叶癫痫、失神发作等,视频脑电图的应用更具有重要意义。部分患者在出现脑电癫痫样放电时,临床可表现出轻微的、和正常行为难以鉴别的发作性症状,通过视频脑电图也可识别,如一过性认知损伤,表现谈话或阅读中断、反应迟钝等。上述表现如与癫痫样放电重复同步出现,可看作是一种轻微发作。

(1)婴儿期癫痫:婴儿期癫痫发作在识别和分类上都比较困难,视频脑电图监测同步分析有助于婴儿癫痫发作的准确观察与分类。有学者报道婴儿癫痫76例,296例次发作期视频脑电图,观察临床发作类型,痉挛发作占24%,阵挛性发作占20%,强直性发作占17%,运动不能占20%,其余为肌阵挛发作和失张力性发作。临床表现为全身性发作的51例中19例脑电图上以局灶放电开始,占37%。国内有学者报道45例婴儿106次癫痫发作的视频脑电图结果,全身性发作的21例中全身性粗大肌阵挛发作8例,共32次,散发游走性肌阵挛发作3例,而不能分类的发作3例,共5次。

(2)额叶癫痫:患者表现为短暂的意识障碍,躯干的扭动和四肢的不规则动作,伴固定模式的叫喊,同时脑电图表现为一侧或双侧额部的爆发性活动,如爆发性快波节律、爆发性慢波节律、爆发性棘波、尖波或棘-慢波综合。

(3)失神发作:失神发作通过视频脑电图检查可进一步分型,如单纯性失神、失神伴眼肌阵挛、失神伴面肌阵挛、失神伴失张力、失神伴强直发作、失神伴自动症、失神伴全身性肌阵挛、失神伴大发作等。

(4)癫痫持续状态:癫痫患者如出现发作频率显著增加或不能解释的意识蒙眬、萎靡不振、痴呆或共济失调症状,应警惕癫痫持续状态的发生并及时进行视频脑电图检查以确诊。

4.修正癫痫的诊断和提高疗效

癫痫诊断有时不是一次就能确诊并进行分类。治疗效果不好或出现新的临床表现时,应重新检查诊断和分类是否准确。通过视频脑电图检查,能明确癫痫灶的部位,癫痫发作控制率可得到提高。

5.癫痫患者手术前准备(癫痫发作的准确分类和定位)

对于经过系统正规抗癫痫药物治疗仍然不能控制发作的难治性癫痫病例,可试用手术治疗。手术治疗成功与否的关键是癫痫电生理定位是否准确。手术治疗癫痫,不是简单的病灶切除,因为有时并没有解剖上的病灶;有解剖上的病灶,也不一定与电生理病灶完全一致。癫痫发作分类和定位难以确定时,一般要在视频脑电图帮助下诱发患者10次左右有特征性的癫痫发作,有时还要用硬膜下电极或其他脑深部电极帮助分类和定位,再确定是否合适手术及合适什么样的手术方式。

第二节 肌电图检查

一、肌电图检查基础知识

神经肌肉检查是检查周围神经系统功能状态的主要手段,包括神经传导和针电极肌电图,是对周围神经系统病变诊断的两项最基本的神经电生理检查。由于全身有很多的肌肉和神经,而来做检查的患者的临床表现也各异,因此,对于每一个来做检查的患者,没有一个固定的模式,而需要个体化。

为了使检查结果更加准确和可靠,在检查前应该先进行病史收集和常规神经系统专科检查,取得初步诊断和鉴别诊断,以制订出对此患者有针对性的检查计划。

神经电生理检查的范围主要是周围神经系统,包括周围神经系统的每一个环节,即原发性运动神经元如脊髓前角细胞,原发性感觉神经元如后根神经节、脊神经根、神经丛、周围神经、神经肌肉接头和肌肉本身。其检查的目的主要是确定神经和肌肉损害的部位、性质和范围,为神经和肌肉病变提供更多的有关损害的电生理损害类型、损害程度、病程和预后等方面的信息,从而使临床医师对周围神经系统疾病的诊断和治疗更有目的性。

神经肌肉检查主要有以下几种基本方法:①用表面电极或针电极记录在神经干受到刺激时神经或肌肉产生的电活动,也即神经传导速度检查;②通过针电极记录肌肉在放松时产生的自发电位,以及肌肉在主动收缩时运动单位电位变化,即针电极肌电图检查;③一些特殊检查,包括 H 反射、F 波、瞬目反射、重复电刺激、单纤维肌电图等。

神经传导速度检查有 3 种基本类型:运动神经传导检查、感觉神经传导检查和混合神经传导检查。它们各自被用来评价从刺激点到记录点之间运动、感觉和混合神经轴索和髓鞘的功能状态,包括脊髓前角细胞、后根神经节及远端周围神经。感觉神经和混合神经传导检查是将刺激点和记录点都放在同一条神经的不同部位上,它记录的是感觉神经电位。而运动神经传导则是通过记录混合肌肉动作电位来间接评价运动神经的功能状态,这主要是由于运动神经和肌肉之间存在有神经-肌肉接头。

针电极肌电图检查不能评价周围神经系统中的感觉部分,但它和运动神经传导速度检查一起可以评价运动单位的功能状态,它对因轴索变性引起的改变比较敏感,而对脱髓鞘改变并不很敏感。而那些特殊检查主要是用来评价脑神经、周围神经近端部分和神经肌肉接头等部位病变。

不论是运动神经传导检查还是针电极肌电图及其他特殊检查,其最终的记录部位都在肌肉上,因此,对肌肉选择都非常重要。而要找到一块良好的肌肉必须具备下列条件:①其解剖位置在体表比较好确定。而有些肌肉如拇短展肌和小指展肌被夹在几块肌肉之间,其位置比较难确定,如果掌握不准确,就会扎到其他肌肉上,而当其被激活时,也会受到其他肌肉的影响,所以,在检查时,要特别考虑到此因素。斜方肌虽然位置比较容易确定,但由于它比较大,表面电极仅能记录其被激活的某一部分,其结果重复性差。②位置比较表浅:一些位置很深的肌肉用表面电极记录时比较困难,需要用针电极来记录,所以,通常选位置比较表浅的肌肉作为记录肌肉。③受单一神经支配,而且在其神经行程上很容易被电刺激而激活。

(一)肌电图检查者的要求

一般来说到肌电图室做检查的患者大多数是由于下列原因:颈部和上肢痛,腰背和腿痛,手足麻木、疼痛,肢体麻木、无力,肌肉萎缩,或可疑单发性周围神经病如腕管综合征、肘管综合征和腓总神经损害;可疑周围神经病变如糖尿病等内科系统引起的周围神经损害;骨折或其他外伤后可疑神经损伤等。

医师让患者来做肌电图有下列几种目的:第一种是临床诊断不能确定,需要肌电图来协助诊断,这种患者最多;第二种是医师要掌握神经损害类型和损害的程度,以协助诊断及查找病因,并了解其预后;第三种是观察治疗后神经和肌肉恢复情况;第四种是确定神经具体损害部位,以为手术或进一步影像学检查提供依据。

而要达到上述目的,首先需要肌电图检查者非常准确、严格和规范的操作,以取得第一手资料。而要准确的取得这些资料,需要检查者一定要对神经和肌肉解剖生理全面了解,有丰富的神经电生理检查经验,并且要掌握神经和肌肉损害后出现的临床表现和推测可能出现的神经电生理异常,最后结合患者的临床表现,做出正确的诊断。

通常在进行检查以前,检查者必须充分了解患者病史,然后进行有针对性的神经系统查体,尤其是对周围神经和肌肉进行检查,以对患者诊断有一个大概估计。在检查时,要注重根据患者主诉来重点检查,而不能对所有的患者都遵循某一特定模式,也就是说对某些患者检查一定要个体化,要计划出对患者应做哪些神经和肌肉检查,以期达到最后的目的。例如,对于表现为肢体无力的患者来说,一定要仔细检查无力肌肉的分布范围,有没有伴随肌肉萎缩,反射异常和感觉异常,要先大概确定病变是局限在某个神经根上,还是某条周围神经上,还是和神经分布没有关系,然后再来决定肌电图所要检查的神经和肌肉。

(二)肌电图检查过程一般要求

神经电生理检查实验室里要求噪声低,光线暗,安静舒适,不要让患者产生恐惧感。房间要远离电源,肌电图机器电源插头最好用单一的,不要和其他机器插在一起。

在检查之前检查者要给患者解释该检查的过程,目的,有无疼痛,需要患者做哪些配合。检查时,要求患者充分放松,最好躺下,充分暴露所检查的肢体,检查有些神经或肌肉时,要求患者采取特殊的体位。

另外,检查时的室温和肢体温度是检查结果准确的一个首要前提,室温太低,会造成患者皮肤温度太低,测出结果不可靠,通常室温最好保持在 28～30 ℃,而患者的肢体温度最好保持在 32 ℃以上,如果温度太低,可用暖灯或热水浸泡肢体以升高皮肤温度。如果患者皮肤表面很脏,则首先要清洗皮肤以降低阻抗。

在神经传导检查时,距离也是一个非常重要的因素,各个实验室应该有自己固定的距离。对于有条件的实验室,最好能够按照自己实验室的条件,即固定的机器,同样的室温,固定的测量距离,建立自己实验室正常参考值。

运动神经传导检查,可用针或表面电极记录,而感觉神经传导检查,可用环状电极记录。针电极肌电图检查可用同芯针电极或单极针电极记录。通常,一根针经过严格消毒后可连续使用,但对于人类免疫缺陷病毒(HIV)或乙肝表面抗原阳性者应用一次性针。检查时,没有特定模式,通常根据患者主诉和医师诊断可检查某个单肢或双上肢或一侧肢体,必要时和对侧对比,或根据患者特殊情况来个体化检查。一般来说,每个患者都应该常规做神经传导检查和针电极肌电图检查。但如果患者有凝血机制障碍或近期使用过抗凝药物,一般不做针电极肌电图检查。

(三)检查方法及注意事项

1.检查方法

肌电图检查一般分3步:①观察肌肉安静状态下针电极插入肌肉的瞬间所

产生的电活动,针电极不移动时的电活动;②肌肉随意轻度收缩时所记录的运动单位动作电位;③肌肉最大用力收缩时记录的运动单位动作电位的募集现象。

2.适应证

肌电图主要适用于下运动神经元疾病和肌肉疾病,即前角细胞及其以下的周围神经、神经肌肉接头和各种肌纤维病变的诊断及鉴别诊断。

3.禁忌证

(1)对接受抗凝治疗、血友病、血小板减少症等,血小板计数低于 2×10^9/L 有出血倾向者不宜做肌电图,以防止引起出血。

(2)易患反复性、系统性感染者,如对有心脏瓣膜疾病,或安装人工瓣膜的患者,针电极检查后,有导致心内膜炎的风险,应避免做肌电图。

4.注意事项

(1)对正常人肌电图检查后 2 小时,一般不会引起肌酸激酶明显升高,但在 6 小时后比检查前升高 1.5 倍,常 48 小时后恢复正常。因此,血清酶学检查应在肌电图检查前进行,以便有利于对容易引起血清酶升高的疾病进行鉴别。

(2)针极肌电图检查容易引起肌肉损伤,并出现局部炎症反应。所以,肌电图检查后,不能在针电极插入的部位进行肌肉活检,否则容易影响病理结果。

(四)正常肌电图表现

1.肌肉完全松弛状态下的肌电图

(1)插入电位:插入电位是在肌肉完全松弛状态下,针电极插入肌肉内的瞬间或在肌肉内移动时,由于针的机械刺激,导致肌纤维去极化,而产生的短暂电活动所形成的电位。在扬声器上可听到短暂清脆的声响。用慢速扫描可以记录到电位的持续状态,一般持续 300 ms 左右。

(2)静息电位:静息电位是肌肉完全松弛状态下记录的电位。其在肌电图上的表现为一条直线,无电位的活动。

(3)终板活动:终板活动是针电极插入肌纤维的终板区所记录到的电位,常伴有疼痛,移动针电极后疼痛消失。终板活动主要有两种成分。①终板噪声:其波形多为单相负波,时限多在 1～2 ms,波幅较低,一般为 10～50 μV。在扬声器上可听到"海啸"样声响。②终板棘波:是针极插入末梢神经记录到的自发电位。其波形双相,但第一相为负相,时限为 3～4 ms,波幅较高,多为 100～200 μV。

2.肌肉轻度收缩状态下的肌电图

肌肉轻度收缩状态下记录到的是一个运动神经元所支配的一群肌纤维兴奋产生的电位,称运动单位动作电位。波形多为 2～3 相,五相及五相以上为多相,多相电位一般不超过 15％,但胫骨前肌和三角肌可较多;其时限常在 5～15 ms;波幅可在 100 μV 至数千毫伏范围内。但由于年龄的不同,运动单位动作电位的时限常有差异,年龄越大,其时限越宽。另外,不同部位的肌肉,其运动单位动作电位的时限和波幅亦常不同。如面部的肌肉时限短、波幅低,四肢肌肉的时限长、波幅高。为了准确评定运动单位动作电位的波形、时限和波幅,常需每块肌肉测定 20 个以上的运动单位动作电位各项参数的平均值作为正常参考值的标准。

3.肌肉重度收缩状态下的肌电图

肌肉重度收缩时,几乎全部运动单位动作电位都参加了活动,运动单位动作电位重叠为干扰相,无法辨认单个运动单位动作电位。其波幅常在 2～5 mV。

(五)异常肌电图表现及临床意义

1.肌肉完全松弛状态下的异常肌电图

(1)插入电位的异常:针电极插入肌肉后出现电位的排放,针电极活动停止后电位并不立即消失,但其频率、数量逐渐减少以致慢慢消失,持续时间 >300 ms,移动针电极后又再出现,表示插入电位延长。插入电位可由纤颤电位、正锐波、正常运动单位动作电位以及其他短时限低电压电位组成。在扬声器上可听到暴雨般的"沙沙"声。多见于周围神经损伤、多发性肌炎等。但严重的肌肉萎缩、肌纤维化和脂肪组织浸润时,插入电位减少或消失。

(2)肌强直性放电:肌强直性放电是一种特殊形式的插入电位延长,在自主收缩或受机械刺激之后突然出现的高频放电,放电频率 25～100 次/秒,甚至高达 100～150 次/秒,其波形和频率逐渐增至最大值后又逐渐递减,其持续时间为几秒至几分钟不等。电位时限短于 3 ms,波幅低于 300 μV。在扬声器上可听到类似于"轰炸机俯冲"的声音。此种电位多见于先天性肌强直症、先天性副肌强直症、强直性肌营养不良症、高血钾型周期性瘫痪等。

(3)纤颤电位:其波形多为双相,起始为正相,时限 1～5 ms,波幅常在 20～200 μV 以下。在扬声器上可听到似雨点打在薄铁片上的不规则"嗒嗒"声。纤颤电位是单个或几个肌纤维的异常电活动。肌肉纤颤除舌肌外,其他部位的肌肉往往在肉眼尚不能观察到时肌电图已可以显示。因此,对临床有很大的价值。当肌肉失去神经支配时,或在神经损伤后 2～3 周出现纤颤电位。病变越接近末端神经,纤颤电位出现越早。但在许多肌肉疾病时,也可出现纤颤电位。因此,纤颤电位只代表肌膜兴奋性的异常,不能认为是神经损害的肯定指征。

(4)正锐波:其波形呈双相,开始为一正相峰值的锐波,之后紧跟时限较宽、波幅较低的负向波,形状似"V"字形;时限为 5～100 ms,一般为 10～30 ms;波幅多为 50～200 μV,但也有达 2 000 μV 以上者。在扬声器上可听到粗钝的"嗒嗒"声。正锐波和纤颤电位一样,既可见于神经源性疾病,也可见于肌源性疾病。

(5)束颤电位:束颤电位可为单纯性束颤电位,也可为复合性束颤电位。单纯性束颤电位多在四相以下,时限常在 2～10 ms 间,波幅多小于 2 000 μV。复合性束颤电位波形为多相,时限常在 5～30 ms,波幅多小于 1 500 μV。束颤电位可见于运动神经元疾病、脊髓炎、脊髓空洞症及周围神经病等,但在正常人有时也可出现束颤电位。

(6)肌颤搐电位:肌颤搐电位是同一运动单位复合的重复放电,在皮肤上出现似蠕虫样爬动。肌电图上表现为相同运动单位以每秒 40～60 Hz 频率、0.1～10 秒间隔重复规律地发放的电位。常见于周围神经损害等。

(7)复合重复放电:复合重复放电是成群的肌纤维自发性同步放电,波形多相,常为 3～10 个棘波成分,波幅 50 μV～1 mV,时限 50～100 ms,频率每秒 3～100 Hz,突然开始,以相同的频率持续短暂的时间后,又突然停止。在扬声器上的声音类似"机关枪"的声音。可见于进行性肌营养不良症、脊髓性肌萎缩及遗传性运动感觉神经病等。

(8)痛性痉挛电位:痛性痉挛电位是与肌肉痛性痉挛相关的电位,当出现痛性痉挛时出现,痛性痉挛消失时,电位停止。电位呈快速发放,频率为每秒 40～60 Hz,并发出"噼噼啪啪"的声响。可见于正常人,也可见于慢性神经源性肌萎缩等。

2.肌肉轻度收缩时的异常肌电图

其运动单位动作电位波形复杂,多相波增多,多超过 20%;时限增宽或缩短,其平均时限多高于或低于正常值的 20%;波幅增高或降低,但波幅的变异很大,常常大于或低于正常平均波幅的 75%。运动单位动作电位多相波增多、时限增宽、波幅升高,多见于神经源性疾病;相反,多相波增多、时限缩短、波幅降低,多见于肌源性疾病。

3.肌肉重度收缩时的异常肌电图

表现为运动单位动作电位重叠但不完全连续的混合相、运动单位动作电位互相不重叠的单纯相,或运动单位动作电位峰值降低的病理性干扰相。单纯相或混合相多见于神经源性损害;病理性干扰相多见于肌源性疾病。

(六)肌电图的临床应用

在临床上,由于疾病的发生有急性和慢性、损害的程度有轻度和重度、病后的时间有早期和晚期、损害的范围有局限性和广泛性等不同,肌电图的表现也多种多样。

1.典型的神经源性异常肌电图

(1)插入电位延长,常有纤颤、正相等自发电位。

(2)运动单位动作电位多相波增多,时限增宽,波幅增高。

(3)运动单位动作电位的募集现象呈单纯相或混合相,峰值升高。

(4)神经传导速度可减慢,也可正常。临床上常见于脊髓前角、神经根、周围神经损害等疾病。

2.典型的肌源性异常肌电图

(1)插入电位多正常,自发电位较少,但在肌强直症患者有大量的肌强直电位,在肌炎的急性期常有大量的自发电位。

(2)运动单位动作电位的时限缩短,波幅降低,多相波增多。

(3)运动单位动作电位的募集现象常呈病理性干扰相,峰值降低。

(4)运动传导速度正常。临床上常见于肌源性疾病,如肌营养不良症、肌强直症、多发性肌炎等。

二、神经传导检查

(一)运动神经传导

运动神经传导研究的是运动单位的功能和整合性。通过对运动传导的研究可以评估运动神经轴索、神经-肌肉接头以及肌肉的功能状态,并为进一步针电极肌电图检查提供准确的信息。

1.复合肌肉动作电位指标

(1)潜伏期:是指从刺激伪迹开始到肌肉动作电位负相波(向上的波)偏离基线起点之间的时间。潜伏期通常用毫秒来表示,它反映了神经轴索中快传导纤维到达肌肉的时间。通常把远端刺激点到引起混合肌肉动作电位之间的时间称为末端潜伏期,这在临床上对于脱髓鞘疾病的判断非常重要。

(2)波幅:是指从基线到负相波波幅间的距离。波幅一般用毫伏来表示,它反映了参与混合神经肌肉动作电位的肌纤维的数量。当肌肉萎缩明显时或轴索丢失时会出现波幅减低,但有些低波幅也和脱髓鞘引起的传导阻滞以及神经-肌肉接头病变和肌源性损害有关。当远近端刺激肌肉动作电位波幅下降超过50%时,说明此两点之间有神经传导阻滞。

(3)面积:是指从基线开始到负相波区域的面积,它同样反映了参与肌肉动作电位肌纤维的数量。

（4）时程：通常是指从肌肉动作电位偏离基线开始到再次回到基线的时间，它反映了每个单个肌纤维能否在同一时间内几乎同时放电。脱髓鞘疾病时，由于神经干内每个神经纤维传导速度不一样，导致每个肌纤维不能在同一时间内被兴奋，会出现时程延长。

（5）传导速度：反映的是神经干中快和粗的神经纤维的生理状态，而参与混合肌肉动作电位的面积和波幅的慢传导纤维并没有反映在传导速度和潜伏期里。采用近端潜伏期减去远端潜伏期，再测量出两个刺激点之间的距离，就可以计算出神经传导速度，应注意两个刺激点之间的距离最好不要小于 10 cm。计算公式：近、远端刺激点距离/近、远端潜伏期时差，用 m/s 来表示。

2.临床应用

运动神经传导是通过研究混合肌肉动作电位来评价周围神经的功能状态，由于神经传导速度反映的是神经干中快和粗的神经纤维的功能状态，对于周围神经的临床诊断和损伤程度的评价非常重要。对有些神经病变在其临床表现尚未明显之前即可以发现其亚临床改变，如遗传性周围神经病、糖尿病早期神经病变。对于缺血、嵌压引起的周围神经局部损害，可以通过运动神经传导检查寻找局部节段性脱髓鞘来明确损害部位。此外，运动神经传导检查可以鉴别周围神经病变、神经-肌肉接头病变和肌肉病变。

通常情况下，神经脱髓鞘和轴索损伤经常是重叠的，在神经传导速度测定的结果上，主要有以下 3 种情况：①波幅明显下降而潜伏期正常或接近正常；②波幅正常而有明显的潜伏期延长；③无反应。

（1）脱髓鞘病变：髓鞘是神经传导的基本物质，髓鞘脱失，就会出现神经传导减慢、波形离散或传导阻滞。脱髓鞘病变的典型运动神经传导改变为末端潜伏期延长、神经传导阻滞和神经传导速度减慢，尤其是当神经传导速度减慢非常明显时，如上肢传导速度<35 m/s，下肢传导速度<30 m/s，提示可能存在遗传性周围神经病。事实上，如果波幅保持正常的一半以上，而传导速度下降到不足正常均值的 50%～60%，提示是脱髓鞘病变。运动传导的减慢也可因脊髓前角细胞受损所致，运动传导速度下降到正常平均值的 70%，而波幅则下降到不足正常值的 10%。然而，不管波幅如何，如果传导速度下降到不足正常平均值的 60%，就提示存在周围神经病变。

（2）轴索病变：在神经传导检查中最常见。轴索病变的典型运动神经传导的改变则表现为肌肉动作电位波幅明显降低，传导速度和末端潜伏期正常或稍微延长。当损伤很严重时,才会出现传导速度的下降,但不低于正常值下限的75%;末端潜伏期可以轻度延长,但不高于正常值上限的130%。如果波幅下降到正常值的一半以上,即使传导速度下降到正常值的70%~80%,也可以没有脱髓鞘。

(3)传导阻滞:运动神经传导检查时,如果近端刺激的复合肌肉动作电位的波幅和面积较远端刺激下降>50%,并且远端刺激复合肌肉动作电位的波幅大于正常值下限的20%和1 mV,同时近端刺激较远端刺激的复合肌肉动作电位的时程延长不超过30%,这种现象被称为神经传导阻滞。传导阻滞的存在提示近端刺激点和远端刺激点之间存在脱髓鞘病变。

(4)无反应:如果绝大多数神经纤维都不能通过病灶进行传导,就没有反应。这时应小心鉴别究竟是神经失用还是神经完全断伤,这对于处理和判断预后均十分重要。在受伤后的第4~7天,有可能两者远端的传导都还是正常的,但在受损第2周就不相同了。神经完全断伤的远端再也不能引起神经传导兴奋,这是顺向变性的结果,在神经失用时,连续追踪测定可以看到肌肉动作电位波幅的逐渐提高,这是日益修复的结果。

(二)感觉神经传导

感觉神经传导反映了冲动在神经干上的传导过程,它研究的是后根神经节和其后周围神经的功能状态。

1.感觉神经电位指标

(1)潜伏期:起始潜伏期是指从刺激伪迹处开始到电位偏离基线之间的时间,它代表了神经传导从刺激点到记录电极之间的传导时间。

(2)波幅:是指从基线到负相波波峰之间的距离,反映的是去极化感觉纤维的数量。感觉神经电位波幅通常很小,多为5~50 μV。

(3)传导速度:同运动神经传导速度不同,由于没有神经-肌肉接头的影响,所以感觉神经速度可以直接由刺激点到记录点之间的距离和潜伏期来计算,故感觉神经传导速度的测定只需要一个刺激点,即刺激点到记录点之间的距离除以潜伏期。感觉神经传导速度反映了快传导,有髓鞘感觉神经纤维传导速度比运动神经纤维传导速度快,并且其变化范围也比运动神经传导要大。

2.临床应用

(1)后根神经节病变:周围感觉神经来源于后根神经节,节内含双极细胞,其中枢支形成了感觉神经根,周围支形成了周围感觉神经。感觉神经根损害即使很严重,由于它位于后根神经节近端,所以仅影响中枢支,而后根神经节和周围感觉支则完好无损,感觉电位仍然正常。所以后根神经节近端任何部位损害均不影响感觉神经电位,而后根神经节以下及其远端周围神经任何部位损害均会产生异常感觉神经电位。因此,感觉神经电位对于鉴别后根神经节前和节后病变非常重要。

（2）发现早期的周围神经病变:对于早期比较轻微的远端轴索损害或轻度混合神经损害,感觉神经电位异常可能是神经电生理检查的唯一发现,如早期的腕管综合征。

（3）由于感觉神经纤维没有参与运动单位,所以可以用来鉴别周围神经病变、神经-肌肉接头病变以及肌肉本身的病变。

（三）神经传导速度的影响因素

1.温度

感觉和运动神经传导速度均明显地受体温的影响。在 $29\sim38$ ℃,每上升 1 ℃,感觉传导速度可以增加 2.4 m/s,周围神经的潜伏期也会相应地缩短。因此传导速度的测定必须在温暖的实验室中进行,室温保持在 $29\sim30$ ℃。

2.不同神经和不同节段

不论感觉神经还是运动神经传导速度,下肢比上肢慢 $7\sim10$ m/s,远端比近端传导也慢。

3.年龄

到 $3\sim5$ 岁时,神经传导速度就完全发育到成人水平。到了 60 岁时,传导速度下降 10%。

三、重复电刺激检查

重复电刺激是目前用来评价神经和肌肉接头之间功能状态的一项较有价值的神经电生理检查,近年来,其应用越来越广泛。它采用的是在连续刺激神经干后,观察该神经干所支配肌肉的动作电位波幅增减情况,来判断是否存在神经和肌肉接头之间病变。在了解神经肌肉接头病变之前,有必要先了解神经肌肉接头解剖和病理生理,以达到对检查结果的正确判断。

（一）重复电刺激记录方法

由于神经肌肉接头病变主要是影响近端肌肉,故此检查通常选用的是近端神经支配的肌肉,其异常率相对比较高。但由于近端肌肉在检查时比较难固定,技术操作上有一定的难度,往往由于肢体固定的不好而影响其结果准确性。远端神经支配的肌肉由于容易固定和操作,伪差小,患者比较容易接受,因此,也常被用来做重复电刺激,但其异常率低。

1.准备

检查前检查者要和患者讲清楚检查步骤以取得患者合作,让患者仰卧,全身放松,最好两个人来做此检查。

2.电极位置

电极摆放位置和运动神经传导检查一样,记录活动电极放在肌腹上,参考电极放在肌腱上。

3.具体操作

让患者充分放松,将被检查肢体固定好,以减少伪差,先选用单个超强刺激,以取得最大波幅肌肉动作电位,然后再选用连续刺激,刺激频率有高、低两种,通常连续刺激6或10次,但次数多时,患者会很痛。

4.选择神经

(1)远端肢体:尺神经,记录电极在小指展肌,参考电极在小指远端,腕部刺激。

(2)近端肢体:腋神经,记录电极在三角肌,参考电极在肩峰,欧勃氏点(Erb点)点刺激。副神经,记录电极在斜方肌,参考电极在肩峰,Erb点刺激。

(3)面部:面神经,记录电极放在刺激侧鼻旁肌,参考电极在刺激对侧鼻旁肌,乳突处刺激。

5.结果分析

主要观察第1个波和第5个波的波幅或面积比,看有无递减趋势。通常现在的机器都能自动计算,但观察波形变化也很重要,如果肌肉动作电位波幅下降大于15%,则认为有神经和肌肉接头传递障碍。

(二)低频重复电刺激

在检查神经和肌肉接头病变时最常用。主要是对那些可疑突触后膜病变的患者,刺激频率为3 Hz,连续刺激6次。由于刺激频率较低,患者比较容易耐受。在观察波形时,主要看基线是否稳定,波形是否一致和具有重复性。重症肌无力患者通常第3或第4个波的波幅最低,到第5和第6个波时波幅降低减慢,形成一个V字形改变。但如果患者放松时没有明显肌肉动作电位波幅下降,则需要让患者做肌肉大力运动即运动试验,使所检查肌肉运动1~2分钟,然后再分别观察活动后和30秒、1分钟、2分钟、3分钟时肌肉动作电位波幅改变情况,通常在运动后2~3分钟会出现肌肉动作电位波幅明显下降。对于放松时已经有肌肉动作电位波幅下降的患者,肌肉活动只需要10秒,观察活动后和1分钟、2分钟后肌肉动作电位波幅改变,通常活动后会立即出现已经下降肌肉动作电位波幅的回升即易化,而到2分钟后肌肉动作电位波幅又开始下降即消耗。

(三)高频重复电刺激

主要是对那些可疑突触前膜病变的患者。刺激频率为20~50 Hz,当刺激20~50次后,动作电位波幅明显增高,异常者可增高达基线的200%,但由于刺激频率很高,在实际操作中多数患者不能接受,所以,通常多选用疲劳实验。

(四)疲劳试验

高频重复电刺激时,由于刺激频率太快,患者会感到很疼,很难配合,也就很难取得准确的结果。而疲劳试验是让患者在短时间如10秒内肌肉持续收缩,而这种肌肉在持续收缩时,其运动单位发放频率是30~50 Hz,这种频率和高频重复电刺激基本一致,所以,疲劳试验就好像是给患者做高频重复电刺激,但由于它无痛,操作简单,患者容易接受,在临床上很常用。可用于下列两种情况,一种是常规运动神经传导动作电位波幅明显很低时,要做疲劳试验,见于突触前膜病变如肌无力综合征患者,休息时动作电位波幅很低,但在短暂(10秒)大力运动后,使已经很低的终板电位提高到阈值上,使得肌肉产生的动作电位波幅明显增高,甚至于比大力运动前动作电位增高200%,这也是肌无力综合征患者为什么在临床上经过活动后肌无力症状反而减轻的原因。另一种是突触后膜病变如重症肌无力时,当常规重复电刺激,已经出现波幅递减情况时,在短暂(10秒)大力运动后,可出现疲劳试验后动作电位波幅立即增高,而几分钟后动作电位波幅逐渐减低(图2-14)。

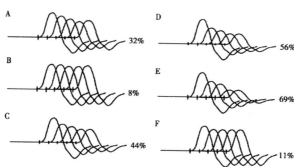

图2-14 重症肌无力患者于疲劳试验后的易化和消耗示意图
A.休息时肌肉动作电位波幅下降;B.疲劳试验后的易化现象:即肌肉大力收缩10秒后肌肉动作电位波幅回升;C~E.大力收缩1分钟后肌肉动作电位波幅下降逐渐明显;F.大力收缩10秒后,已经下降很明显的肌肉动作电位波幅又逐渐恢复至接近正常

重复电刺激检查是诊断重症肌无力必不可少的一项检查,但由于具体操作时技术上的困难,往往出现假阳性,所以,在检查时,要特别注意技术上的问题。对于远端肌肉,由于患者比较容易放松,疼痛也较轻,所以,技术问题通常较少,但其诊断价值相对较低,而技术问题多出现在近端肌肉上。

(五)检查注意点

(1)检查前要给患者讲清楚该检查的目的和注意事项,以取得患者合作,最好在检查之前3~4小时停用抗胆碱酯酶药物。

(2)检查时要充分暴露所要检查的肢体,必要时,要脱下衣服,可用胶布来固定好记录电极。另外,在刺激时,检查者要确保刺激电极不能滑动,如果刺激电极固定不好或患者没有完全放松,则检查出的动作电位波形就会不稳定,忽高忽低。

(3)检查时,先采用单个刺激,用超强刺激强度,当得到波幅最大动作电位之后,再开始用连续电刺激。

(4)尽量选择功能正常的神经所支配的肌肉,例如,在手上,如果患者有严重的腕管综合征时,则不要选择正中神经支配的拇短展肌,而选择功能正常的尺神经支配的小指展肌来做。

(5)要选择那些基线稳定,波形一致并且重复性好的波来判断结果,这样的结果将比较可靠。

(6)刺激面神经时,由于记录电极是放在鼻旁肌,记录出的波形很小,而且由于患者眨眼睛而出现动作伪迹,所以,在检查时,尽量让患者眼睛放松,轻微闭上。

(7)在检查时,要注意将患者肢体温度保持在33 ℃,因为当温度降低时,动作电位波幅下降就会消失,出现假阴性,这是由于在温度降低时,胆碱酯酶活性也降低,这也就是为什么重症肌无力患者在温暖季节里症状会有所加重的原因。

(8)如果常规重复电刺激没有明显异常时,应该做疲劳试验。

四、针电极肌电图检查

狭义的肌电图(electromyography,EMG)是指以同心圆针插入肌肉中,收集针电极附近一组肌纤维的动作电位,以及在插入过程中、肌肉处于静息状态下,肌肉做不同程度随意收缩时的电活动。针电极肌电图(以下简称肌电图)和神经传导速度检查相结合,是对周围神经和肌肉病变的最主要的检查手段。神经传导速度研究的是运动和感觉神经的兴奋性,而肌电图研究的是运动单位的整合性,即检查整个运动系统,主要是下运动神经元,即周围神经、神经-肌肉接头和肌肉本身的功能状态。

肌电图是检查运动系统尤其是下运动神经元系统的功能状态,在检查前检查者应该充分了解患者病史,认真做好神经系统尤其是周围神经和肌肉功能检查,这样才能有目的地去检查某些神经和肌肉,既省时,又省力,而且也不加重患者的痛苦。另外,由于要将针插入患者的肌肉里,所以,首先要向患者解释清楚,以取得患者合作,同时要了解患者是否有皮肤出血情况,近期有无用过抗凝剂,有无传染病等病史。

检查时根据肌肉深浅部位选用长度不同的针。进针时,用左手将所要检查的肌肉局部皮肤绷紧,进针速度要快,将针扎到所检查肌肉的运动点上,即肌肉肌腹部位。一般来说,对于比较表浅的肌肉,位置比较好确定,多采用斜刺进针法。但对于位置比较深的肌肉,其定位相对困难,此时,多采用垂直进针法,并让患者做一些能够激活此肌肉的动作,来确定针是否扎在所要检查肌肉上。当针还没有进入肌肉之前,显示屏上比较安静,看不到电位,也听不到声响。当进入肌肉时,就会听到针插入时电位声响,同时在显示屏上也可以看到一阵短暂电位发放。通常检查时需要检查肌肉不同深度、不同部位多个点,但在每一次重新插入时,最好把针退到皮下,以减少进针给患者带来的痛苦。当要观察运动单位电位形状时,需要让患者做轻微肌肉收缩,一般检查者要给所检查肌肉适当抵抗力量,以了解患者用力情况。当患者收缩力量由小到大时,就会看到逐渐增多的运动单位电位发放。此时,要重点观察那些距离针电极很近的运动单位电位的形状,通常它们上升时间很短,声音听起来很清脆,而那些听起来声音很钝,很遥远,上升时间很长的运动单位电位则距离针电极很远,需要调整针电极。

对每一块需要检查的肌肉,通常分 4 个步骤来观察。①插入电活动:将记录针插入肌肉时所引起的电位变化。②放松时:观察肌肉在完全放松时是否有异常自发电活动。③轻收缩时:观察运动单位电位形状、时程、波幅和发放频率。④大力收缩时:观察运动单位电位募集类型。

(一)肌电图检查的适应证和禁忌证

1.适应证

脊髓前角细胞及前角细胞以下的病变均为脑电图检测的适应证,即下运动神经元病变。

2.禁忌证

(1)有出血倾向者,如患血友病或血小板明显低下或出凝血时间不正常者等。

（2）对一过性菌血症患者进行脑电图测定有可能在心脏瓣膜病人中造成细菌性心内膜炎。

（3）如果乙肝表面抗体原阳性和人类免疫缺陷病毒感染者，应使用一次性同心圆针极。

（4）晕针者。

（5）安装心脏起搏器者。

(二)观察指标的正常值以及异常的临床意义

1.插入电位

当针插入电位时，正常会引起一阵短暂的电位发放，多在针停止移动后持续时间不超过 300 ms。当插入电活动持续时间＞300 ms 时，则为插入电位延长，可见于神经源性和肌源性损害。在有些情况下，插入电位减少，多见于严重的肌肉萎缩或肌肉纤维化而导致肌纤维数量明显减少，也可见于周期性瘫痪发作期。

2.自发电位

肌肉在放松时所出现的自发电活动，称为自发电位。检查者在观察自发电位时要重点观察它的形状、稳定性、发放频率，并且一定要注意听其特有的声音。

（1）正常自发电位：来自终板区的电位属于正常的自发电位，又叫终板电位。终板区通常在肌肉肌腹部位，如果在终板区针尖刺激到肌肉内的神经末梢时，将会出现低波幅终板噪音和高波幅终板棘波，两者可同时出现，也可单独出现。

（2）异常自发电位：在肌电图检查时，除外发生在终板区的自发电位，几乎所有的自发电位都属于异常电位。这些自发电活动可以出现于针插入肌肉时或针移动时，在肌肉非终板区找到两个以上的自发电位是肌电图检查最有价值的发现，一般见于失神经支配大约 2 周后的肌肉或肌源性损害。常见的肌纤维自发电位包括纤颤电位、正锐波、肌强直电位、复合重复发放、肌纤维颤搐。

3.运动单位电位

当观察肌肉放松时自发电位后，就需要让肌肉做轻收缩来观察肌肉轻收缩时运动单位电位的变化。分析运动单位变化时常用的参数有时程、波幅、上升时间、位相、转折、卫星电位以及运动单位电位募集和发放类型。

(三)临床应用

1.宽时限、高波幅运动单位动作电位（MUAPs）

一般于轴索损伤后数月才可以出现，与神经纤维对失神经支配的肌纤维进行再生支配,导致单个运动单位的范围增大有关,是神经源性损害的典型表现。募集相往往较差,可出现单纯相。

2.短时限、低波幅 MUAPs

短时限、低波幅 MUAPs 是肌源性损害的典型表现。其时限短、波幅低的原因与肌纤维坏死后运动单位内有功能的肌纤维减少,运动单位变小有关。此时募集时出现早期募集现象,表现为病理干扰相。

五、特殊检查

常规的神经传导主要是研究相对远端的神经节段,刺激很少在肘和膝以上,也就是说对近端神经研究的很少,即使是 Erb 点刺激,由于技术上限制,也很难得到满意的结果。而特殊检查包括 F 波、H 反射(又叫迟发反应)等主要研究的是近端神经节段,它们对于检查脱髓鞘病变和周围神经病变时近端神经的功能状态具有重要的价值,而且也弥补了远端运动传导测定的不足,目前已成为各种周围神经病中广泛应用并且被认为是较有价值的测定方法。

(一)F 波

1.F 波的产生

F 波是神经干在超强刺激下,肌肉动作电位 M 波后出现的一个小的动作电位。F 波的命名是由英文字母 foot 而来,因为最早它是在脚部肌肉上被记录出来。不论在上肢或下肢刺激时,如果将刺激点逐渐向近端移动,M 波潜伏时逐渐延长,而 F 波潜伏时逐渐缩短,这证明 F 波电兴奋是先离开肌肉记录电极而朝向脊髓,然后再由脊髓前角细胞返回到远端记录肌肉上来(图 2-15)。F 波实际上是一个小的肌肉动作电位,其环路不论是传入还是传出,都是纯运动纤维,它是由 1%~5% 的逆行兴奋运动神经元发放,此环路没有突触,所以,它不是一个真正的反射,而在那些选择性损害感觉神经或感觉神经根的病变,F 波完全正常。正常时,F 波形状多变,可以在任何一条运动神经上诱发出,但在腓总神经上有时比较困难,F 波在睡眠或用镇静药的患者可能诱发不到。F 波通常在远端刺激比较容易得到,而近端刺激由于容易和肌肉混合动作电位重叠,所以,一般只采用远端刺激来诱发 F 波。

当神经在远端被刺激时,所刺激的神经顺向和反向同时去极化,顺向去极化则产生肌肉动作电位即 M 波,反向去极化时,冲动先反向传到脊髓前角细胞,然后再顺向沿着神经传导,并且经过远端刺激点,最后到达肌肉

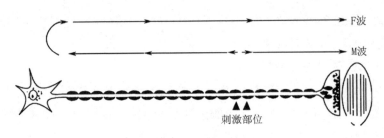

图 2-15 F 波环路

2.F 波潜伏时和波幅

F 波潜伏时和波形变化很大,不像直接从肌肉记录到的动作电位那样稳定。这是由于每次所兴奋的前角细胞数量不一样,而且神经传导快慢也不一样,大而快的运动纤维传导快,小而慢的运动纤维传导慢,所以,每次刺激所得到的 F 波潜伏时都不一样,最短和最长潜伏时之间相差几个毫秒。在一般检查时,通常选择连续刺激 10 次来观察 F 波,然后测量最短潜伏时,同时观察 F 波出现率,正常时其出现率平均为 79%。F 波潜伏时测量是从刺激伪迹开始到 F 波起始部,通常测量最短潜伏时。尽管 F 波通常是用来估价近端神经的功能状态,但实际上它也可以检查全部神经传导状态。如常规运动末端潜伏时延长时也可以造成 F 波潜伏时延长,周围神经病造成广泛的神经传导减慢时也可以出现 F 波潜伏时延长。此外,F 波潜伏时长短和神经的长度也就是说和身高有关,身高越高,肢体越长,则 F 波潜伏时就越长,所以,在检查 F 波时,要将这些因素考虑在内。

3.轴索反射

在记录 F 波时,经常可以记录到轴索反射,它通常出现在 M 波和 F 波之间,多于次强刺激时出现,常出现于再生的神经上。这是由于轴索近端发生侧支芽生来支配已经失去神经支配的肌纤维,当一个次强刺激引起这个分支兴奋,则这种冲动就逆行传导到分叉点,之后再传导回来,最后引起所支配肌纤维兴奋,就形成一个轴索反射,在每次刺激时它的潜伏时和波形基本一致,重叠性很好。当刺激增强时,就可以使两个分支同时发生兴奋,都有逆行冲动,这样两者就在分叉点相互碰撞和抵消,使得轴索反射消失。在测定 F 波时,需要用超强刺激,此时,一般的轴索电位都被碰撞抵消,所以,不能表现出来。轴索反射几乎全部是在神经源性损害的患者中出现,尤其是在一些慢性神经病和嵌压性神经病中多见,它的出现仅提示是慢性神经源性损害。

腓总神经在趾短伸肌记录得到的轴索反射,在 10 次刺激中,都可得到轴索反射,而其中只有两次得到 F 波,其出现落后于轴索反射

4.F 波记录方法

F 波测定时,其电极摆放方法同常规运动神经传导检查一样,需要用超强刺激,患者充分放松。通常灵敏度放在每格 $200\ \mu V$,扫描速度应为 $5\sim10\ ms/cm$,在检查时,M 波被压缩在最前段,其后是 F 波。由于 F 波的出现前后相差几个毫秒,一般需要连续刺激 $10\sim20$ 次,以测量 F 波最短潜伏时、出现率和传导速度,如果未引出 F 波,则要看是否用了超强刺激,或是患者不能完全放松,可以让患者对侧手握拳,或咬牙等动作来使患者的检查侧手充分放松,以诱发出 F 波。

为胫神经连续 10 次刺激后得到的 F 波,第一个箭头代表为最短的 F 波潜伏时,它代表了最粗大的和传导最快的纤维,第二个箭头代表了传导最慢的 F 波潜伏时,第四条和第十条线未引出 F 波,F 波的出现率是 80%

5.用 F 波测定近端神经传导速度

中枢段潜伏时中枢传导潜伏时是 F 波和 M 波潜伏时之差,再除 2 就是中枢段即近端传导时间,它代表了由刺激点到脊髓以及返回到刺激点的时间。

$$F\text{-wCV}=D/(F\text{-}M\text{-}1\ ms)/2=2D/F\text{-}M\text{-}1\ ms$$

D:为刺激点到棘突的距离,F 为 F 波潜伏时,M 为 M 波潜伏时,1 ms 是冲动在脊髓前角细胞传导的时间。

6.F 波的临床应用

对大多数多发性神经病来说,F 波潜伏时可以正常或轻度延长,但在以神经根损害为主的病变时,F 波潜伏时则明显延长,如吉兰-巴雷综合征时,由于它是获得性脱髓鞘性多发性神经根神经病,脱髓鞘最早发生于神经根处,所以,在早期,当常规神经传导检查完全正常时,就会出现F 波潜伏时延长或 F 波消失。尽管 F 波反映的是近端神经根的功能状态,但在实践中发现其实用价值是有限的,因为,F 波潜伏时延长只出现在支配所记录肌肉的神经根上,另外,如果神经根病变是以感觉根损害为主,则 F 波不会出现改变。此外,当肌肉动作电位波幅很低时,F 波也很难引出,因为 F 波波幅仅为 M 波波幅的 1%,此时,并不意味着近端神经损害,而是由于轴索严重损害,使得 F 波太小,不易看出所导致。

(二)H 反射

H 反射是在 1918 年由 Hoffimann 首次发现。和 F 波不同,它是一个真正的反射,是用电生理方法刺激胫神经后,由Ⅰa 类感觉神经传入,经过突触,再由胫神经运动纤维传出,而导致它所支配的腓肠肌收缩。F 波几乎可以在所有的运动神经上引出,而 H 反射在新生儿到一岁的儿童期可以在很多周围神经上引出,但在成人仅能在胫神经上引出。和 F 波一样,它也反映了周围神经近端的功能状态,但两者传导通路是完全不同的。

1.H 反射记录方法

让患者俯卧位,两腿伸直,在小腿下面放一个垫子,使小腿充分放松,记录电极放在腓肠肌内侧和外侧头之间形成的三角形顶端,可让患者的脚用力向下蹬,此时,此三角形顶端就会明显显出,参考电极放在跟腱上,地线放在记录电极和刺激电极之间。机器设置应为:灵敏度是 $200\sim500~\mu V$,扫描速度为 10 ms/cm,重要的是刺激强度时程应为 1 ms。在腘窝处刺激胫神经,阴极朝向近端,从较低刺激强度开始。其实,H 反射最佳刺激强度是既最大限度兴奋了Ⅰa 类感觉传入纤维,又不同时兴奋运动纤维。然而,这种理想状态在实际操作中很难达到,在刺激过程中,如果出现了 M 波,就说明有一定运动纤维被兴奋了。在检查时,H 反射出现在 M 波后,开始时 H 反射波幅随着刺激强度增大而增加,但当 M 波出现,刺激强度再增大时,H 反射波幅反而减小,当强度继续增大,M 波波幅继续增大时,H 反射逐渐减小并消失,被 F 波取而代之。H 反射是一个正-负-正三向波,在检查时,通常连续做几个 H 反射,每次间隔 3~5 秒钟,选潜伏时最短的测量,其正常值和身高有关。通常要两侧对比,而且两侧刺激点到记录点距离要相等,如果两侧潜伏时差超过 1.5 ms 即为异常。

2.H 反射临床应用

H 反射的存在与踝反射(骶 1 神经根)的存在与否有很大关系,也就是说如果临床上踝反射存在,则 H 反射也应该存在。然而,如果临床上踝反射消失,多数患者 H 反射消失,但有些患者 H 反射可以存在,潜伏时延长。在近端胫神经病、坐骨神经病、腰骶神经丛病和骶 1 神经根病变时,都可以出现 H 反射潜伏时延长。周围神经损害如糖尿病周围神经病变早期也可以出现 H 反射潜伏时延长。

(三)瞬目反射

在临床上瞬目反射主要是用来估价面神经、三叉神经以及延髓和脑桥的功能。此反射传入神经是三叉神经第一支分支眶上支,传出神经是面神经运动分支,其中枢传递途径尚不完全清楚。当刺激同侧三叉神经眶上支时,其冲动沿着三叉神经传入,到达脑桥内两侧三叉神经感觉主核和脊束核,在脑桥和延髓内经过一系列神经元内部之间传递,冲动最终到达同侧和对侧面神经核,再沿着两侧面神经传出。

传入神经是三叉神经第一支,传出神经是面神经运动支。R1 是由三叉神经感觉主核和同侧面神经运动核之间单突触反射来完成,R2 是由三叉神经脊束核和双侧面神经运动核之间多突触反射来完成

1.反射弧

瞬目反射包含两个成分,即早发反应 R1 和迟发反应 R2。当刺激同侧三叉神经第一支分支眶上支时,仅在刺激侧眼可以记录到 R1 波,而 R2 波在两眼都可记录到(图 2-16)。R1 波通常比较稳定,而且重复性比较好,在检查时临床上可无任何表现;R2 波通常为多相波,并且波型多变,在检查时临床上可见有瞬目动作。早发反应 R1 波被认为是三叉神经感觉主核和同侧面神经核之间的一个单突触反射。而迟发反应 R2 波则被认为是脑干内三叉神经脊束核和面神经核之间的多个中间神经元多突触反射。因此,瞬目反射对于面神经病变来说,可以了解到全部面神经状态,而且 R1 比 R2 更直接和可靠,因为 R2 还受到脑干中间神经元和突触之间延迟等复杂因素的影响。

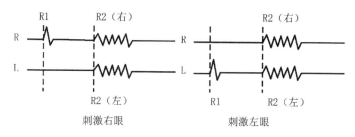

图 2-16　正常瞬目反射图

2.记录方法

患者仰卧,眼睛睁开或轻微关闭,用两个导联同时记录,记录电极分别放在两侧眼轮匝肌下缘瞳孔正下方,参考电极放在记录电极外侧,两者距离 2 cm,地线放在前额中央,刺激电极放在一侧眶上切迹处(有一小部分患者刺激电极放在眶下孔处也可诱发出反应),灵敏度为每格 100 μV,扫描速度为每格 5～10 ms,刺激时程用 0.1 ms,用超强刺激。但要注意刺激强度太大,会产生较大的刺激伪迹,影响 R1 潜伏时测量,一般重复刺激几次,选择波形稳定,重复性好的波形来测量 R1,R2 最短潜伏时。通常,R1 潜伏时起始点比较清楚,比较容易测量,而R2 波形复杂多变,通常选择相互叠加后的最短潜伏时来测量。

3.检查时注意事项

(1)检查时一定要让患者眼睛完全放松,或者轻微睁开,或者轻微闭上。

(2)由于患者面部通常比较油腻,所以,检查前最好用酒精轻擦眼周皮肤,这样记录出的波形基线稳定,刺激伪迹小。

(3)由于在眶上切迹处三叉神经眶上支位置表浅,因此,刺激量不要太大,一般在电压 150 V 时,即可得到很好的波形,否则,患者会很痛,并且刺激伪迹过大。

4.异常类型

由于病损部位不一样,异常情况也就不一样。

第三节 诱发电位检查

一、诱发电位的基本原理

(一)诱发电位的产生和提取

诱发电位(EP)是指中枢神经系统在感受内在或外在刺激过程中产生的生物电活动,是评价神经功能电生理变化的一个重要手段。各种刺激(包括痛、机械、温度、声、光等)作用于机体各种感受器或感觉器官,经过换能作用,转变成传入神经纤维的神经冲动进入中枢神经系统,结果是可以在各级特定的中枢、包括大脑皮质的一定部位,记录到这种传入神经冲动在时间上和空间上综合的电位变化——诱发电位,对其进行分析可以反映出不同部位的神经功能状态。受刺激的部位除感受器或感觉器官外,亦可以是感觉神经或感觉传入通路上的任何一点。

诱发电位应具备以下特征:在特定的部位才能检测出来;有特定的波形和电位分布;诱发电位的潜伏期与刺激之间有较严格的锁时关系,在给予刺激后几乎立即或在一定时间内瞬时出现。诱发电位的幅度很低,通常掩埋在自发脑电波之中。因此,诱发电位是在自发脑电波的背景之上出现的;利用其和刺激有锁时关系的特性,借助叠加平均技术,将其放大,并从淹没于肌电、脑电的背景中提取出来,才能加以描记。

(二)诱发电位的测量

诱发电位主要是对波形、主波的潜伏期、波峰间期和波幅等进行分析,为临床诊断提供参考。P 表示正方向(波形方向向下),N 表示负方向(波形方向向上),时间标在波的下面,如 P100 为出现在 100 ms 处的正波。

二、诱发电位的应用

目前临床常用的有视觉诱发电位、脑干听觉诱发电位、体感诱发电位、运动诱发电位和事件相关电位等,可反映视觉通路、内耳、听神经、脑干、外周神经、脊髓后索、感觉皮质以及上下运动神经元的各种病变,事件相关电位则用以判断患者的注意力和反应能力等。

(一)视觉诱发电位

视觉诱发电位(VEP)是施以闪光或图形反复视觉刺激,由视网膜接收后经视觉通路传到大脑的枕叶皮质记录到的电活动。临床上最常用黑白棋盘格翻转刺激和闪光刺激。图形翻转刺激视觉诱发电位(PRVEP)正常呈"V"字形的NPN三相复合波,分别按各自的平均潜伏期命名为 N75、P100 和 N145。其中,又因为 P100 能在几乎所有健康人身上记录到,其正常变异小,稳定可靠,峰潜伏期受注意力水平及视敏度等参数的影响较小,所以,临床上把 P100 作为分析PRVEP 的唯一可靠波成分,最具临床意义。根据其潜伏期、振幅及波形的改变可用以诊断及定位视神经径路的病变,如视神经炎、球后神经炎、多发性硬化症等。

视觉诱发电位主要临床应用是视通路病变,特别是为多发性硬化提供早期视神经损害的客观依据。

(二)脑干听觉诱发电位

脑干听觉诱发电位(BAEP)是用声音刺激诱发听神经反应,经过脑干听觉通路传到大脑听觉皮质记录到的电活动。临床上最常用短声刺激。正常的BAEP 通常有七个波,分别代表听神经到大脑颞叶的听觉通路。一般认为:Ⅰ波起源于听神经;Ⅱ波起源于听神经颅内段和耳蜗核;Ⅲ波起源于上橄榄核;Ⅳ波起源于外侧丘系;Ⅴ波起源于下丘的中央核团区;Ⅵ波起源于内侧膝状体;Ⅶ波起源于丘脑听放射。其中,又以第Ⅰ、Ⅲ、Ⅴ波的潜伏期和波幅最具临床应用价值。Ⅵ～Ⅶ波因个体变异较大,临床常规不用。

BAEP 的几个正常值如下。

1.波形完整性

确定第Ⅰ、Ⅲ、Ⅴ波完好存在。

2.各波潜伏期

Ⅰ波潜伏期约为 2 ms,其余每波均相隔 1 ms。

3.波峰间潜伏期

多采用Ⅰ～Ⅲ波、Ⅲ～Ⅴ波和Ⅰ～Ⅴ波的测量;以Ⅰ～Ⅴ波最常用,一般为4 ms,它代表从听神经近端经脑桥直至中脑的神经传导功能。

4.波幅Ⅴ/Ⅰ波比值

Ⅴ/Ⅰ值<50%视为异常。

BAEP可用于听神经及脑干病变的定位检查,可提高多发性硬化症的诊断率;客观评价听力和耳聋的定位诊断;桥小脑脚肿瘤手术时监护听神经及脑干功能;评估昏迷患者的脑干损伤情况和预后(脑外伤昏迷患者一旦出现Ⅳ/Ⅴ波异常或者缺如,表示预后不佳);脑干发育成熟度监测(如早产儿发育监测)等。

(三)体感诱发电位

体感诱发电位(SEP)是刺激肢体感觉神经引发反应,沿着躯体感觉传导通路,经脊髓、脑干、丘脑传到大脑感觉皮质记录到的电活动。短潜伏期体感诱发电位(SLSEP)较具临床应用价值。临床上常用正中神经SEP、胫后神经SEP、节段性SEP和三叉神经SEP等。临床上多采用方波脉冲分别刺激手腕、内踝、皮节或皮神经、三叉神经的一个分支等;记录电极上肢多置于Erb点(记录臂丛神经电位)、C_5或C_7颈椎棘突及头部相应感觉区;下肢多置于窝(记录胫后神经电位)、腰骶部(记录马尾神经电位)、T_{12}及头部相应感觉区。

正中神经SEP:以方波脉冲刺激手腕部正中神经,刺激量以引起大拇指轻微动为宜,刺激频率1~5 Hz。记录电极分别置于Erb点、C_7颈椎棘突及对侧感觉皮质区。由此可记录到3个负波,分别发生于9 ms(N9)、13 ms(N13)、20 ms(N20)及一个正波(P25)。一般认为,N9是臂丛神经动作电位;N13可能为颈髓后角突触后电位;N20-P25复合波可能是感觉传入冲动到达大脑一级感觉皮质后的最早原发反应(S1PR)。

胫后神经SEP:记录电极置于窝、腰骶部、T_{12}及头部相应感觉区。在头部感觉区可以记录到呈"W"字形的复合波,其中多选择P40作为检测目标。P40的也可能是大脑一级感觉皮质的原发反应。

根据这些波的潜伏期、波幅及波峰间潜伏期,以及两侧对比即可判断病变位置。其中,波峰间潜伏期比各波潜伏期更有诊断价值,因其较少受身高、肢长等周围因素的影响。潜伏期和波峰间潜伏期延长以及波幅明显降低反映相应体感传导通路的功能异常。

SEP可用于周围神经、脊髓、脑干、丘脑或感觉皮质的感觉传导通路的病变,可提高多发性硬化症的诊断率;脊柱、脊髓及颅后窝手术时监护以减少手术后遗症;昏迷患者预后判断和脑死亡诊断等(SEP对脑缺血相当敏感,在患者发生缺氧昏迷后超过24小时SEP双侧缺失)。

(四)运动诱发电位

运动诱发电位(MEP)是运用高强度磁场短时限刺激中枢神经组织,引起相应部位肌肉的动作电位所记录到的电信号。检测方法:将磁刺激器置于上肢或下肢对应的大脑运动皮质区,记录电极多置于靶肌肌腹表面记录诱发电位。通过测定中枢和周围运动神经通路的波形、传导速度、潜伏期、波幅及中枢运动传导时间(即皮质刺激与周围神经根刺激时的 MEP 潜伏期的差值),以判断运动通路的功能状态。潜伏期和中枢运动传导时间延长、波幅异常、MEP 波消失或不能引出者视为异常。

MEP 可用以评估由大脑运动皮质经下行传导束至运动神经元再到外周肌肉的整个运动通路的病变,如脊髓病变、脊髓外伤、多发性硬化症、运动神经元病变等,还可以用于评估泌尿生殖系运动功能(磁刺激皮质及 T_{12}、L_1,在尿道、肛门、骨盆底肌肉可记录其诱发电位的潜伏期和波幅,对于判断膀胱、直肠及性功能障碍有一定实用价值)。

对于有癫痫病史、装有心脏起搏器及接受神外手术颅内有金属物(如血管瘤夹等)的患者,此检查应列为禁忌,以免磁场干扰造成危险。

(五)事件相关电位(ERP)

近年来,随着认知神经科学研究的突飞猛进,事件相关电位(ERP)受到脑科学界更为广泛的关注。因为 ERP 与认知过程有密切关系,故被认为是"窥视"心理活动的"窗口"。ERP 是与实际刺激或预期刺激(声、光、电)有固定时间关系的脑反应所形成的一系列脑电波。它十分微弱,一般只有 $2\sim10\ \mu V$,通常掩埋在脑的自发电位中。但利用其潜伏期恒定和波形恒定的特点、诱发电位固定的锁时关系,结合平均叠加技术,就可以从脑电中提取出 ERP 成分。

ERP 的优势在于具有很高的时间分辨率(ms),还便于与传统的心理测量指标——反应时有机地结合,进行认知过程研究。临床上应用最多的是 P300,另外,CNV、MMN 和 N400 也与心理学研究密切相关。

P300 检测通常使用称为"oddball"的经典实验范式:对同一感觉通道施加两种刺激,一种刺激出现概率很大(如 85%),另一种刺激出现概率很小(如 15%)。两种刺激随机出现,要求被试只要小概率刺激一出现就尽快做出反应;刺激的形式有视觉(闪光、图形、文字)、听觉(纯音、短音、白噪声、语音)以及躯体感觉等。除经典的"oddball"实验范式外,还有"Go-Nogo"(标准刺激与偏差刺激等概率出现,各占 50%,需要被试反应的为 Go 刺激,即靶刺激,不需要被试反应的为

Nogo 刺激,即非靶刺激;与 oddball 相比,节省时间,但丢掉了概率产生的 ERP 波形)、视觉空间注意和记忆经典范式等。影响 P300 的因素有:物理因素(刺激通道、刺激概率、刺激间隔、刺激强度)、心理效应(被试者越注意识别,P300 波峰越大;难度增加,P300 潜伏期延长,波幅下降)、生理因素(年龄、性别)等。P300 在临床上主要用于各种大脑疾病引起的认知功能障碍的评价。另外,许多学者将其用于脑高级功能(如注意、记忆等)以及测谎等研究。

　　伴随性负变化(CNV)被认为主要是与期待、意动、朝向反应、觉醒、注意、动机等心理因素有关。失匹配负波(MMN)反映的是人脑对刺激差异的无意识加工,反映了脑对信息的自动加工过程。目前一般认为 N400 与长时记忆的语义信息的提取有关。

第三章

脑血管疾病

第一节 脑 出 血

脑出血(intracerebral hemorrhage,ICH)也称脑溢血,是指原发性非外伤性脑实质内出血,故又称原发性或自发性脑出血。脑出血系脑内的血管病变破裂而引起的出血,绝大多数是高血压伴发小动脉微动脉瘤在血压骤升时破裂所致,称为高血压性脑出血。主要病理特点为局部脑血流变化、炎症反应,以及脑出血后脑血肿的形成和血肿周边组织受压、水肿、神经细胞凋亡。80%的脑出血发生在大脑半球,20%发生在脑干和小脑。脑出血起病急骤,临床表现为头痛、呕吐、意识障碍、偏瘫、偏身感觉障碍等。在所有脑血管疾病患者中,脑出血占20%~30%,年发病率为(60~80)/10万,急性期病死率为30%~40%,是病死率和致残率很高的常见疾病。该病常发生于40~70岁,其中>50岁的人群发病率最高,达93.6%,但近年来发病年龄有越来越年轻的趋势。

一、病因与发病机制

(一)病因

高血压及高血压合并小动脉硬化是ICH的最常见病因,约95%的脑出血患者患有高血压。其他病因有先天性动静脉畸形或动脉瘤破裂、脑动脉炎血管壁坏死、脑瘤出血、血液病并发脑内出血、烟雾病、脑淀粉样血管病变、梗死性脑出血、药物滥用、抗凝或溶栓治疗等。

(二)发病机制

尚不完全清楚,与下列因素相关。

1.高血压

持续性高血压引起脑内小动脉或深穿支动脉壁脂质透明样变性和纤维蛋白样坏死,使小动脉变脆,血压持续升高引起动脉壁疝或内膜破裂,导致微小动脉瘤或微夹层动脉瘤。血压骤然升高时血液自血管壁渗出或动脉瘤壁破裂,血液进入脑组织形成血肿。此外,高血压引起远端血管痉挛,导致小血管缺氧坏死、血栓形成、斑点状出血及脑水肿,继发脑出血,可能是子痫时高血压脑出血的主要机制。脑动脉壁中层肌细胞薄弱,外膜结缔组织少且缺乏外层弹力层,豆纹动脉等穿动脉自大脑中动脉近端呈直角分出,受高血压血流冲击易发生粟粒状动脉瘤,使深穿支动脉成为脑出血的主要好发部位,故豆纹动脉外侧支称为出血动脉。

2.淀粉样脑血管病

它是老年人原发性非高血压性脑出血的常见病因,好发于脑叶,易反复发生,常表现为多发性脑出血。发病机制不清,可能为:血管内皮异常导致渗透性增加,血浆成分包括蛋白酶侵入血管壁,形成纤维蛋白样坏死或变性,导致内膜透明样增厚,淀粉样蛋白沉积,使血管中膜、外膜被淀粉样蛋白取代,弹性膜及中膜平滑肌消失,形成蜘蛛状微血管瘤扩张,当情绪激动或活动诱发血压升高时血管瘤破裂引起出血。

3.其他因素

血液病如血友病、白血病、血小板减少性紫癜、红细胞增多症、镰状细胞病等可因凝血功能障碍引起大片状脑出血。肿瘤内异常新生血管破裂或侵蚀正常脑血管也可导致脑出血。维生素 B_1、维生素 C 缺乏或毒素(如砷)可引起脑血管内皮细胞坏死,导致脑出血,出血灶特点通常为斑点状而非融合成片。结节性多动脉炎、病毒性和立克次体性疾病等可引起血管床炎症,炎症致血管内皮细胞坏死、血管破裂发生脑出血。脑内小动、静脉畸形破裂可引起血肿,脑内静脉循环障碍和静脉破裂亦可导致出血。血液病、肿瘤、血管炎或静脉窦闭塞性疾病等所致脑出血亦常表现为多发性脑出血。

(三)脑出血后脑水肿的发生机制

脑出血后机体和脑组织局部发生一系列病理生理反应,其中自发性脑出血后最重要的继发性病理变化之一是脑水肿。由于血肿周围脑组织形成水肿带,继而引起神经细胞及其轴突的变性和坏死,成为患者病情恶化和死亡的主要原因之一。目前认为,脑出血后脑水肿与占位效应、血肿内血浆蛋白渗出和血凝块回缩、血肿周围继发缺血、血肿周围组织炎症反应、水通道蛋白-4(AQP-4)及自由基级联反应等有关。

1.占位效应

主要是通过机械性压力和颅内压增高引起。巨大血肿可立即产生占位效应,造成周围脑组织损害,并引起颅内压持续增高。早期主要为局灶性颅内压增高,随后发展为弥漫性颅内压增高,而颅内压的持续增高可引起血肿周围组织广泛性缺血,并加速缺血组织的血管通透性改变,引发脑水肿形成。同时,脑血流量降低、局部组织压力增加可促发血管活性物质从受损的脑组织中释放,破坏血-脑屏障,引发脑水肿形成。因此,血肿占位效应虽不是脑水肿形成的直接原因,但可通过影响脑血流量、周围组织压力以及颅内压等因素,间接地在脑出血后脑水肿形成机制中发挥作用。

2.血肿内血浆蛋白渗出和血凝块回缩

血肿内血液凝结是脑出血超急性期血肿周围组织脑水肿形成的首要条件。在正常情况下,脑组织细胞间隙中的血浆蛋白含量非常低,但在血肿周围组织细胞间隙中却可见血浆蛋白和纤维蛋白聚积,这可导致细胞间隙胶体渗透压增高,使水分渗透到脑组织内形成水肿。此外,血肿形成后由于血凝块回缩,使血肿腔静水压降低,这也将导致血液中的水分渗透到脑组织间隙形成水肿。凝血连锁反应激活、血凝块回缩(血肿形成后血块分离成 1 个红细胞中央块和 1 个血清包绕区)以及纤维蛋白沉积等,在脑出血后血肿周围组织脑水肿形成中发挥着重要作用。血凝块形成是脑出血血肿周围组织脑水肿形成的必经阶段,而血浆蛋白(特别是凝血酶)则是脑水肿形成的关键因素。

3.血肿周围继发缺血

脑出血后血肿周围局部脑血流量显著降低,而脑血流量的异常降低可引起血肿周围组织缺血。一般脑出血后 6～8 小时,血红蛋白和凝血酶释出细胞毒性物质,兴奋性氨基酸释放增多等,细胞内钠聚集,则引起细胞毒性水肿;出血后4～12 小时,血-脑屏障开始破坏,血浆成分进入细胞间液,则引起血管源性水肿。同时,脑出血后形成的血肿在降解过程中,产生的渗透性物质和缺血的代谢产物,也使组织间渗透压增高,促进或加重脑水肿,从而形成血肿周半暗带。

4.血肿周围组织炎症反应

脑出血后血肿周围中性粒细胞、巨噬细胞和小胶质细胞活化,血凝块周围活化的小胶质细胞和神经元中白细胞介素-1(IL-1)、白细胞介素-6(IL-6)、细胞间黏附因子-1(ICAM-1)和肿瘤坏死因子-α(TNF-α)表达增加。临床研究采用双抗夹心酶联免疫吸附试验检测 41 例脑出血患者脑脊液 IL-1 和 S100 蛋白含量发现,急性患者脑脊液 IL-1 水平显著高于对照组,提示 IL-1 可能促进了脑水肿和脑损伤的发展。ICAM-1在中枢神经系统中分布广泛。Gong 等的研究证明,脑出血后 12 小时神经细胞开始表达ICAM-1,3 天达高峰,持续 10 天逐渐下降;脑出血后 1 天时血管内皮开始表达 ICAM-1,7 天达高峰,持续 2 周。表达ICAM-1的白细胞活化后能产生大量蛋白水解酶,特别是基质金属蛋白酶,促使血-脑屏障通透性增加,血管源性脑水肿形成。

5.AQP-4 与脑水肿

过去一直认为水的跨膜转运是通过被动扩散实现的,而水通道蛋白(aquaporin,AQP)的发现完全改变了这种认识。现在认为,水的跨膜转运实际上是一个耗能的主动过程,是通过 AQP 实现的。AQP 在脑组织中广泛存在,可能是脑脊液重吸收、渗透压调节、脑水肿形成等生理、病理过程的分子生物学基础。迄今已发现的 AQP 至少存在 10 种亚型,其中 AQP-4 和 AQP-9 可能参与血肿周围脑组织水肿的形成。实验研究脑出血后不同时间点大鼠脑组织 AQP-4 的表达分布发现,对照组和实验组未出血侧 AQP-4 在各时间点的表达均为弱阳性,而水肿区从脑出血后 6 小时开始表达增强,3 天时达高峰,此后逐渐回落,1 周后仍明显高于正常组。另外,随着出血时间的推移,出血侧 AQP-4 表达范围不断扩大,表达强度不断增强,并且与脑水肿严重程度呈正相关。以上结果提示,脑出血能导致细胞内外水和电解质失衡,细胞内外渗透压发生改变,激活位于细胞膜上的 AQP-4,进而促进水和电解质通过 AQP-4 进入细胞内导致细胞水肿。

6.自由基级联反应

脑出血后脑组织缺血缺氧发生一系列级联反应造成自由基浓度增加。自由基通过攻击脑内细胞膜磷脂中多聚不饱和脂肪酸和脂肪酸的不饱和双键,直接造成脑损伤发生脑水肿;同时引起脑血管通透性增加,亦加重脑水肿从而加重病情。

二、病理

肉眼所见:脑出血病例尸检时脑外观可见到明显动脉粥样硬化,出血侧半球膨隆肿胀,脑回宽、脑沟窄,有时可见少量蛛网膜下腔积血,颞叶海马与小脑扁桃体处常可见脑疝痕迹,出血灶一般为 2~8 cm,绝大多数为单灶,仅 1.8%~2.7% 为多灶。常见的出血部位为壳核出血,出血向内发展可损伤内囊,出血量大时可破入侧脑室。丘脑出血时,血液常穿破第三脑室或侧脑室,向外可损伤内囊。脑桥和小脑出血时,血液可穿破第四脑室,甚至可经中脑导水管逆行进入侧脑室。

原发性脑室出血,出血量小时只侵及单个脑室或多个脑室的一部分;大量出血时全部脑室均可被血液充满,脑室扩张积血形成铸型。脑出血血肿周围脑组织受压,水肿明显,颅内压增高,脑组织可移位。幕上半球出血,血肿向下破坏或挤压丘脑下部和脑干,使其变形、移位和继发出血,并常出现小脑幕疝;如中线部位下移可形成中心疝;颅内压增高明显或小脑出血较重时均易发生枕骨大孔疝,这些都是导致患者死亡的直接原因。急性期后,血块溶解,含铁血黄素和破坏的脑组织被吞噬细胞清除,胶质增生,小出血灶形成胶质瘢痕,大者形成囊腔,称为中风囊,腔内可见黄色液体。

显微镜观察可分为 3 期:①出血期,可见大片出血,红细胞多新鲜。出血灶边缘多出现坏死。软化的脑组织,神经细胞消失或呈局部缺血改变,常有多形核白细胞浸润。②吸收期,出血 24~36 小时即可出现胶质细胞增生,小胶质细胞及来自血管外膜的细胞形成格子细胞,少数格子细胞含铁血黄素。星形胶质细胞增生及肥胖变性。③修复期,血液及坏死组织渐被清除,组织缺损部分由胶质细胞、胶质纤维及胶原纤维代替,形成瘢痕。出血灶较小可完全修复,较大则遗留囊腔。血红蛋白代谢产物长久残存于瘢痕组织中,呈现棕黄色。

三、临床表现

(一)症状与体征

1.意识障碍

多数患者发病时很快出现不同程度的意识障碍,轻者可呈嗜睡,重者可昏迷。

2.高颅压征

表现为头痛、呕吐。头痛以病灶侧为重,意识朦胧或浅昏迷者可见患者用健侧手触摸病灶侧头部;呕吐多为喷射性,呕吐物为胃内容物,如合并消化道出血可为咖啡样物。

3.偏瘫

病灶对侧肢体瘫痪。

4.偏身感觉障碍

病灶对侧肢体感觉障碍,主要是痛觉、温度觉减退。

5.脑膜刺激征

见于脑出血已破入脑室、蛛网膜下腔及脑室原发性出血之时,可有颈项强直或强迫头位,克氏征(Kernig 征)阳性。

6.失语症

优势半球出血者多伴有运动性失语症。

7.瞳孔与眼底异常

瞳孔可不等大、双瞳孔缩小或散大。眼底可有视网膜出血和视盘水肿。

8.其他症状

如心律不齐、呃逆、呕吐咖啡色样胃内容物、呼吸节律紊乱、体温迅速上升及心电图异常等变化。脉搏常有力或缓慢，血压多升高，可出现肢端发绀，偏瘫侧多汗，面色苍白或潮红。

(二)不同部位脑出血的临床表现

1.基底节区出血

基底节区出血为脑出血中最多见者，占 60%～70%。其中壳核出血最多，约占脑出血的 60%，主要是豆纹动脉尤其是其外侧支破裂引起；丘脑出血较少，约占 10%，主要是丘脑穿动脉或丘脑膝状体动脉破裂引起；尾状核及屏状核等出血少见。虽然各核出血有其特点，但出血较多时均可侵及内囊，出现一些共同症状。现将常见的症状分轻、重两型叙述如下。

(1)轻型：多属壳核出血，出血量一般为数毫升至 30 mL，或为丘脑小量出血，出血量仅数毫升，出血限于丘脑或侵及内囊后肢。患者突然头痛、头晕、恶心呕吐、意识清楚或轻度障碍，出血灶对侧出现不同程度的偏瘫，亦可出现偏身感觉障碍及偏盲(三偏征)，两眼可向病灶侧凝视，优势半球出血可有失语。

(2)重型：多属壳核大量出血，向内扩展或穿破脑室，出血量可达 30～160 mL；或丘脑较大量出血，血肿侵及内囊或破入脑室。发病突然，意识障碍重，鼾声明显，呕吐频繁，可吐咖啡样胃内容物(由胃部应激性溃疡所致)。丘脑出血病灶对侧常有偏身感觉障碍或偏瘫，肌张力低，可引出病理反射，平卧位时，患侧下肢呈外旋位。但感觉障碍常先于或重于运动障碍，部分病例病灶对侧可出现自发性疼痛。常有眼球运动障碍(眼球向上注视麻痹，呈下视内收状态)。瞳孔缩小或不等大，一般为出血侧散大，提示已有小脑幕疝形成；部分病例有丘脑性失语(言语缓慢而不清、重复言语、发音困难、复述差、朗读正常)或丘脑性痴呆(记忆力减退、计算力下降、情感障碍、人格改变等)。如病情发展，血液大量破入脑室或损伤丘脑下部及脑干，昏迷加深，出现去大脑强直或四肢弛缓，面色潮红或苍白，出冷汗，鼾声大作，中枢性高热或体温过低，甚至出现肺水肿、上消化道出血等内脏并发症，最后多发生枕骨大孔疝死亡。

2.脑叶出血

脑叶出血又称皮质下白质出血。应用 CT 以后,发现脑叶出血约占脑出血的 15％,发病年龄在 11～80 岁,40 岁以下占 30％,年轻人多由血管畸形(包括隐匿性血管畸形)、烟雾病引起,老年人常见于高血压动脉硬化及淀粉样血管病等。脑叶出血以顶叶最多见,以后依次为颞叶、枕叶、额叶,40％为跨叶出血。脑叶出血除意识障碍、颅内高压和抽搐等常见症状外,还有各脑叶的特异表现。

(1)额叶出血:常有一侧或双侧的前额痛、病灶对侧偏瘫。部分病例有精神行为异常、凝视麻痹、言语障碍和癫痫发作。

(2)顶叶出血:常有病灶侧颞部疼痛;病灶对侧的轻偏瘫或单瘫、深浅感觉障碍和复合感觉障碍;体象障碍、手指失认和结构失用症等,少数病例可出现下象限盲。

(3)颞叶出血:常有耳部或耳前部疼痛,病灶对侧偏瘫,但上肢瘫重于下肢,中枢性面、舌瘫可有对侧上象限盲;优势半球出血可出现感觉性失语或混合性失语;可有颞叶癫痫、幻嗅、幻视、兴奋躁动等精神症状。

(4)枕叶出血:可出现同侧眼部疼痛,同向性偏盲和黄斑回避现象,可有一过性黑矇和视物变形。

3.脑干出血

(1)中脑出血:中脑出血少见,自 CT 应用于临床后,临床已可诊断。轻症患者表现为突然出现复视、眼睑下垂、一侧或两侧瞳孔扩大、眼球不同轴、水平或垂直眼震,同侧肢体共济失调,也可表现大脑脚综合征(Weber 综合征)或红核综合征(Benedikt 综合征)。重者出现昏迷、四肢迟缓性瘫痪、去大脑强直,常迅速死亡。

(2)脑桥出血:占脑出血的 10％左右。病灶多位于脑桥中部的基底部与被盖部之间。患者表现突然头痛,同侧第Ⅵ、Ⅶ、Ⅷ对脑神经麻痹,对侧偏瘫(交叉性瘫痪),出血量大或病情重者常有四肢瘫,很快进入意识障碍、针尖样瞳孔、去大脑强直、呼吸障碍,多迅速死亡。可伴中枢性高热、大汗和应激性溃疡等。一侧脑桥小量出血可表现为脑桥腹内侧综合征(Foville 综合征)、闭锁综合征和脑桥腹外侧综合征(Millard-Gubler 综合征)。

(3)延髓出血:延髓出血更为少见,突然意识障碍,血压下降,呼吸节律不规则,心律失常,轻症病例可呈延髓背外侧综合征(Wallenberg 综合征),重症病例常因呼吸、心跳停止而死亡。

4.小脑出血

小脑出血约占脑出血的10%。多见于一侧半球的齿状核部位,小脑蚓部也可发生。发病突然,眩晕明显,频繁呕吐,枕部疼痛,病灶侧共济失调,可见眼球震颤,同侧周围性面瘫,颈项强直等,如不仔细检查,易误诊为蛛网膜下腔出血。当出血量不大时,主要表现为小脑症状,如病灶侧共济失调,眼球震颤,构音障碍和吟诗样语言,无偏瘫。出血量增加时,还可表现有脑桥受压体征,如展神经麻痹、侧视麻痹等,以及肢体偏瘫和/或锥体束征。病情如继续加重,颅内压增高明显,昏迷加深,极易发生枕骨大孔疝死亡。

5.脑室出血

脑室出血分原发性与继发性两种,继发性是指脑实质出血破入脑室者;原发性指脉络丛血管出血及室管膜下动脉破裂出血,血液直流入脑室者。以前认为脑室出血罕见,现已证实占脑出血的3%～5%。55%的患者出血量较少,仅部分脑室有血,脑脊液呈血性,类似蛛网膜下腔出血。临床常表现为头痛、呕吐、项强、Kernig征阳性、意识清楚或一过性意识障碍,但常无偏瘫体征,脑脊液血性,酷似蛛网膜下腔出血,预后良好,可以完全恢复正常;出血量大,全部脑室均被血液充满者,其临床表现符合既往所谓脑室出血的症状,即发病后突然头痛、呕吐、昏迷、瞳孔缩小或时大时小,眼球浮动或分离性斜视,四肢肌张力增高,病理反射阳性,早期出现去大脑强直,严重者双侧瞳孔散大,呼吸深,鼾声明显,体温明显升高,面部充血多汗,预后极差,多迅速死亡。

四、辅助检查

(一)头颅CT

发病后CT平扫可显示近圆形或卵圆形均匀高密度的血肿病灶,边界清楚,可确定血肿部位、大小、形态及是否破入脑室,血肿周围有无低密度水肿带及占位效应(脑室受压、脑组织移位)和梗阻性脑积水等。早期可发现边界清楚、均匀的高度密度灶,CT值为60～80 Hu,周围环绕低密度水肿带。血肿范围大时可见占位效应。根据CT影像估算出血量可采用简单易行的多田计算公式:出血量(mL)=0.5×最大面积长轴(cm)×最大面积短轴(mL)×层面数。出血后3～7天,血红蛋白破坏,纤维蛋白溶解,高密度区向心性缩小,边缘模糊,周围低密度区扩大。病后2～4周,形成等密度或低密度灶。病后2个月左右,血肿区形成囊腔,其密度与脑脊液近乎相等,两侧脑室扩大;增强扫描,可见血肿周围有环状高密度强化影,其大小、形状与原血肿相近。

(二)头颅 MRI/MRA

MRI 的表现主要取决于血肿所含血红蛋白量的变化。发病1天内,血肿呈 T_1 等信号或低信号,T_2 呈高信号或混合信号;第2天至1周,T_1 为等信号或稍低信号,T_2 为低信号;第2~4周,T_1 和 T_2 均为高信号;4周后,T_1 呈低信号,T_2 为高信号。此外,磁共振血管成像(MRA)可帮助发现脑血管畸形、肿瘤及血管瘤等病变。

(三)数字减影血管造影(DSA)

对脑叶出血、原因不明或怀疑脑血管畸形、血管瘤、烟雾病和血管炎等患者有意义,尤其血压正常的年轻患者应通过 DSA 查明病因。

(四)腰椎穿刺检查

在无条件做 CT 时,且患者病情不重,无明显颅内高压者可进行腰椎穿刺检查。脑出血者脑脊液压力常增高,若出血破入脑室或蛛网膜下腔者脑脊液多呈均匀血性。有脑疝及小脑出血者应禁做腰椎穿刺检查。

(五)TCD

由于简单及无创性,可在床边进行检查,已成为监测脑出血患者脑血流动力学变化的重要方法。①通过检测脑动脉血流速度,间接监测脑出血的脑血管痉挛范围及程度,脑血管痉挛时其血流速度增高。②测定血流速度、血流量和血管外周阻力可反映颅内压增高时脑血流灌注情况,如颅内压超过动脉压时收缩期及舒张期血流信号消失,无血流灌注。③提供脑动静脉畸形、动脉瘤等病因诊断的线索。

(六)脑电图

脑电图可反映脑出血患者脑功能状态。意识障碍可见两侧弥漫性慢活动,病灶侧明显;无意识障碍时,基底节和脑叶出血出现局灶性慢波,脑叶出血靠近皮质时可有局灶性棘波或尖波放电;小脑出血无意识障碍时脑电图多正常,部分患者同侧枕颞部出现慢活动;中脑出血多见两侧阵发性同步高波幅慢活动;脑桥出血患者昏迷时可见 8~12 Hz α 波、低波幅 β 波、纺锤波或弥漫性慢波等。

(七)心电图

可及时发现脑出血合并心律失常或心肌缺血,甚至心肌梗死。

(八)血液检查

重症脑出血急性期白细胞数可增至 $(10 \sim 20) \times 10^9/L$,并可出现血糖含量升高、蛋白尿、尿糖、血尿素氮含量增加,以及血清肌酶含量升高等。但均为一过性,可随病情缓解而消退。

五、诊断与鉴别诊断

(一)诊断要点

1.一般性诊断要点

(1)急性起病,常有头痛、呕吐、意识障碍、血压增高和局灶性神经功能缺损症状,部分病例有眩晕或抽搐发作。饮酒、情绪激动、过度劳累等是常见的发病诱因。

(2)常见的局灶性神经功能缺损症状和体征包括偏瘫、偏身感觉障碍、偏盲等,多于数分钟至数小时内达到高峰。

(3)头颅 CT 扫描可见病灶中心呈高密度改变,病灶周边常有低密度水肿带。头颅 MRI/MRA 有助于脑出血的病因学诊断和观察血肿的演变过程。

2.各部位脑出血的临床诊断要点

(1)壳核出血:①对侧肢体偏瘫,优势半球出血常出现失语。②对侧肢体感觉障碍,主要是痛觉、温度觉减退。③对侧偏盲。④凝视麻痹,呈双眼持续性向出血侧凝视。⑤尚可出现失用、体象障碍、记忆力和计算力障碍、意识障碍等。

(2)丘脑出血:①丘脑型感觉障碍,对侧半身深浅感觉减退、感觉过敏或自发性疼痛。②运动障碍,出血侵及内囊可出现对侧肢体瘫痪,多为下肢重于上肢。③丘脑性失语,言语缓慢而不清、重复言语、发音困难、复述差,朗读正常。④丘脑性痴呆,记忆力减退、计算力下降、情感障碍、人格改变。⑤眼球运动障碍,眼球向上注视麻痹,常向内下方凝视。

(3)脑干出血:①中脑出血,突然出现复视,眼睑下垂;一侧或两侧瞳孔扩大,眼球不同轴,水平或垂直眼震,同侧肢体共济失调,也可表现 Weber 综合征或 Benedikt 综合征;严重者很快出现意识障碍,去大脑强直。②脑桥出血,突然头痛,呕吐,眩晕,复视,眼球不同轴,交叉性瘫痪或偏瘫、四肢瘫等。出血量较大时,患者很快进入意识障碍,针尖样瞳孔,去大脑强直,呼吸障碍,并可伴有高热、大汗、应激性溃疡等,多迅速死亡;出血量较少时可表现为一些典型的综合征,如 Foville 综合征、Millard-Gubler 综合征和闭锁综合征等。③延髓出血,突然意识障碍,血压下降,呼吸节律不规则,心律失常,继而死亡。轻者可表现为不典型的 Wallenberg 综合征。

(4)小脑出血:①突发眩晕、呕吐、后头部疼痛,无偏瘫。②有眼震,站立和步态不稳,肢体共济失调、肌张力降低及颈项强直。③头颅 CT 扫描示小脑半球或小脑蚓高密度影及第四脑室、脑干受压。

(5)脑叶出血:①额叶出血,前额痛、呕吐、痫性发作较多见;对侧偏瘫、共同偏视、精神障碍;优势半球出血时可出现运动性失语。②顶叶出血,偏瘫较轻,而偏侧感觉障碍显著;对侧下象限盲,优势半球出血时可出现混合性失语。③颞叶出血,表现为对侧中枢性面、舌瘫及上肢为主的瘫痪;对侧上象限盲;优势半球出血时可有感觉性或混合性失语;可有颞叶癫痫、幻嗅、幻视。④枕叶出血,对侧同向性偏盲,并有黄斑回避现象,可有一过性黑矇和视物变形;多无肢体瘫痪。

(6)脑室出血:①突然头痛、呕吐,迅速进入昏迷或昏迷逐渐加深;②双侧瞳孔缩小,四肢肌张力增高,病理反射阳性,早期出现去大脑强直,脑膜刺激征阳性;③常出现丘脑下部受损的症状及体征,如上消化道出血、中枢性高热、大汗、应激性溃疡、急性肺水肿、血糖增高、尿崩症等;④脑脊液压力增高,呈血性;⑤轻者仅表现头痛、呕吐、脑膜刺激征阳性,无局限性神经体征。临床上易误诊为蛛网膜下腔出血,需通过头颅 CT 检查来确定诊断。

(二)鉴别诊断

1.脑梗死

脑梗死发病较缓,或病情呈进行性加重;头痛、呕吐等颅内压增高症状不明显;典型病例一般不难鉴别;但脑出血与大面积脑梗死、少量脑出血与脑梗死临床症状相似,鉴别较困难,常需头颅 CT 鉴别。

2.脑栓塞

脑栓塞起病急骤,一般缺血范围较广,症状常较重,常伴有风湿性心脏病、心房颤动、细菌性心内膜炎、心肌梗死或其他容易产生栓子来源的疾病。

3.蛛网膜下腔出血

蛛网膜下腔出血好发于年轻人,突发剧烈头痛,或呈爆裂样头痛,以颈枕部明显,有的可痛牵颈背、双下肢。呕吐较频繁,少数严重患者呈喷射状呕吐。约50%的患者可出现短暂、不同程度的意识障碍,尤以老年患者多见。常见一侧动眼神经麻痹,其次为视神经、三叉神经和展神经麻痹,脑膜刺激征常见,无偏瘫等脑实质损害的体征,头颅 CT 可帮助鉴别。

4.外伤性脑出血

外伤性脑出血是闭合性头部外伤所致,发生于受冲击颅骨下或对冲部位,常见于额极和颞极,外伤史可提供诊断线索,CT 可显示血肿外形不整。

5.内科疾病导致的昏迷

(1)糖尿病昏迷:①糖尿病酮症酸中毒,多数患者在发生意识障碍前数天有多尿、烦渴多饮和乏力,随后出现食欲缺乏、恶心、呕吐,常伴头痛、嗜睡、烦躁、呼吸深快,呼气中有烂苹果味(丙酮)。随着病情进一步发展,出现严重失水,尿量减少,皮肤弹性差,眼球下陷,脉细速,血压下降,至晚期时各种反射迟钝甚至消失,嗜睡甚至昏迷。尿糖、尿酮体呈强阳性,血糖和血酮体均有升高。头部CT结果阴性。②高渗性非酮症糖尿病昏迷,起病时常先有多尿、多饮,但多食不明显,或反而食欲缺乏,以致常被忽视。失水随病程进展逐渐加重,出现神经精神症状,表现为嗜睡、幻觉、定向障碍、偏盲、上肢拍击样粗震颤、痫性发作(多为局限性发作)等,最后陷入昏迷。尿糖强阳性,但无酮症或较轻,血尿素氮及肌酐升高。突出地表现为血糖常高至 33.3 mmol/L(600 mg/dL)以上,一般为 33.3～66.6 mmol/L(600～1 200 mg/dL);血钠升高可达 155 mmol/L;血浆渗透压显著增高达 330～460 mmol/L,一般在 350 mmol/L 以上。头部 CT 结果阴性。

(2)肝性昏迷:有严重肝病和/或广泛门体侧支循环,精神紊乱、昏睡或昏迷,明显肝功能损害或血氨升高,扑翼(击)样震颤和典型的脑电图改变(高波幅的 δ 波,每秒少于 4 次)等,有助于诊断与鉴别诊断。

(3)尿毒症昏迷:少尿(<400 mL/d)或无尿(<50 mL/d),血尿,蛋白尿,管型尿,氮质血症,水、电解质紊乱和酸碱失衡等。

(4)急性酒精中毒:①兴奋期,血乙醇浓度达到 11 mmol/L(50 mg/dL)即感头痛、欣快、兴奋。血乙醇浓度超过 16 mmol/L(75 mg/dL),健谈、饶舌、情绪不稳定、自负、易激怒,可有粗鲁行为或攻击行动,也可能沉默、孤僻;浓度达到 22 mmol/L(100 mg/dL)时,驾车易发生车祸。②共济失调期,血乙醇浓度达到 33 mmol/L(150 mg/dL)时,肌肉运动不协调,行动笨拙,言语含糊不清,眼球震颤,视力模糊,复视,步态不稳,出现明显共济失调。浓度达到 43 mmol/L(200 mg/dL)时,出现恶心、呕吐、困倦。③昏迷期,血乙醇浓度升至 54 mmol/L(250 mg/dL)时,患者进入昏迷期,表现昏睡、瞳孔散大、体温降低。血乙醇浓度超过 87 mmol/L(400 mg/dL)时,患者陷入深昏迷,心率快、血压下降,呼吸慢而有鼾音,可出现呼吸、循环麻痹而危及生命。实验室检查可见血清乙醇浓度升高,呼出气中乙醇浓度与血清乙醇浓度相当;动脉血气分析可见轻度代谢性酸中毒;电解质失衡,可见低血钾、低血镁和低血钙;血糖可降低。

(5)低血糖昏迷:低血糖昏迷是指各种原因引起的重症的低血糖症。患者突然昏迷、抽搐,表现为局灶神经系统症状的低血糖易被误诊为脑出血。化验血糖低于 2.8 mmol/L,推注葡萄糖后症状迅速缓解,发病后 72 小时复查头部 CT 结果阴性。

(6)药物中毒:①镇静催眠药中毒,有服用大量镇静催眠药史,出现意识障碍和呼吸抑制及血压下降。胃液、血液、尿液中检出镇静催眠药。②阿片类药物中毒,有服用大量吗啡或哌替啶的阿片类药物史,或有吸毒史,除了出现昏迷、针尖样瞳孔(哌替啶的急性中毒瞳孔反而扩大)、呼吸抑制"三联征"等特点外,还可出现发绀、面色苍白、肌肉无力、惊厥、牙关紧闭、角弓反张、呼吸先浅而慢,后叹息样或潮式呼吸、肺水肿、休克、瞳孔对光反射消失,死于呼吸衰竭。血、尿阿片类毒物成分,定性试验呈阳性。使用纳洛酮可迅速逆转阿片类药物所致的昏迷、呼吸抑制、缩瞳等毒性作用。

(7)CO 中毒:①轻度中毒,血液碳氧血红蛋白(COHb)可高于 10%～20%。患者有剧烈头痛、头晕、心悸、口唇黏膜呈樱桃红色、四肢无力、恶心、呕吐、嗜睡、意识模糊、视物不清、感觉迟钝、谵妄、幻觉、抽搐等。②中度中毒,血液 COHb 浓度可高达 30%～40%。患者出现呼吸困难、意识丧失、昏迷,对疼痛刺激可有反应,瞳孔对光反射和角膜反射可迟钝,腱反射减弱,呼吸、血压和脉搏可有改变。经治疗可恢复且无明显并发症。③重度中毒,血液 COHb 浓度可高于 50%以上。深昏迷,各种反射消失。患者可呈去大脑皮质状态(患者可以睁眼,但无意识,不语,不动,不主动进食或大小便,呼之不应,推之不动,肌张力增强),常有脑水肿、惊厥、呼吸衰竭、肺水肿、上消化道出血、休克和严重的心肌损害,出现心律失常,偶可发生心肌梗死。有时并发脑局灶损害,出现锥体系或锥体外系损害体征。监测血中 COHb 浓度可明确诊断。

应详细询问病史,内科疾病导致昏迷者有相应的内科疾病病史,仔细查体,局灶体征不明显;脑出血者则同向偏视、一侧瞳孔散大、一侧面部船帆现象、一侧上肢出现扬鞭现象、一侧下肢呈外旋位,血压升高。CT 检查可助鉴别。

六、治疗

急性期的主要治疗原则是:保持安静,防止继续出血;积极抗脑水肿,降低颅内压;调整血压;改善循环;促进神经功能恢复;加强护理,防治并发症。

(一)一般治疗

1.保持安静

(1)卧床休息 3～4 周,脑出血发病后 24 小时内,特别是 6 小时内可有活动性出血或血肿继续扩大,应尽量减少搬运,就近治疗。重症需严密观察体温、脉搏、呼吸、血压、瞳孔和意识状态等生命体征变化。

(2)保持呼吸道通畅,头部抬高 15°～30°角,切忌无枕仰卧;疑有脑疝时应床脚抬高 45°角,意识障碍患者应将头歪向一侧,以利于口腔、气道分泌物及呕吐物流出;痰稠不易吸出,则要行气管切开,必要时吸氧,以使动脉血氧饱和度维持在 90%以上。

(3)意识障碍或消化道出血者宜禁食 24～48 小时,发病后 3 天,仍不能进食者,应鼻饲以确保营养。过度烦躁不安的患者可适量用镇静药。

(4)注意口腔护理,保持大便通畅,留置尿管的患者应做膀胱冲洗以预防尿路感染。加强护理,经常翻身,预防压疮,保持肢体功能位置。

(5)注意水、电解质平衡,加强营养。注意补钾,液体量应控制在 2 000 mL/d 左右,或以尿量加 500 mL 来估算,不能进食者鼻饲各种营养品。对于频繁呕吐、胃肠道功能减弱或有严重的应激性溃疡者,应考虑给予肠外营养。如有高热、多汗、呕吐或腹泻者,可适当增加入液量,或 10%脂肪乳 500 mL 静脉滴注,每天 1 次。如需长期采用鼻饲,应考虑胃造瘘术。

(6)脑出血急性期血糖含量增高可以是原有糖尿病的表现或是应激反应。高血糖和低血糖都能加重脑损伤。当患者血糖含量增高超过 11.1 mmol/L 时,应立即给予胰岛素治疗,将血糖控制在 8.3 mmol/L 以下。同时应监测血糖,若发生低血糖,可用葡萄糖口服或注射纠正低血糖。

2.亚低温治疗

能够减轻脑水肿,减少自由基的产生,促进神经功能缺损恢复,改善患者预后。降温方法:立即行气管切开,静脉滴注冬眠肌松合剂(0.9%氯化钠注射液 500 mL＋氯丙嗪 100 mg＋异丙嗪 100 mg),同时冰毯机降温。行床旁监护仪连续监测体温(T)、心率(HR)、血压(BP)、呼吸(R)、脉搏(P)、血氧饱和度(SPO$_2$)、颅内压(ICP)。直肠温度(RT)维持在 34～36 ℃,持续 3～5 天。冬眠肌松合剂用量和速度根据患者 T、HR、BP、肌张力等调节。保留自主呼吸,必要时应用同步呼吸机辅助呼吸,维持 SPO$_2$ 在 95%以上,10～12 小时将 RT 降至 34～36 ℃。当 ICP 降至正常后 72 小时,停止亚低温治疗。采用每天恢复 1～2℃,复温速度不超过 0.1 ℃/h。在 24～48 小时内,将患者 RT 复温至 36.5～37 ℃。局部亚低温治疗实施越早,效果越好,建议在脑出血发病 6 小时内使用,治疗时间最好持续 48～72 小时。

(二)调控血压和防止再出血

脑出血患者一般血压都高,甚至比平时更高,这是因为颅内压增高时机体保证脑组织供血的代偿性反应,当颅内压下降时血压亦随之下降,因此一般不应使用降血压药物,尤其是注射利血平等强有力降压剂。目前理想的血压控制水平还未确定,主张采取个体化原则,应根据患者年龄、病前有无高血压、病后血压情况等确定适宜血压水平。但血压过高时,容易增加再出血的危险性,则应及时控制高血压。一般来说,收缩压≥26.7 kPa(200 mmHg),舒张压≥15.3 kPa(115 mmHg)时,应降血压治疗,使血压控制于治疗前原有血压水平或略高水平。收缩压≤24.0 kPa(180 mmHg)或舒张压≤15.3 kPa(115 mmHg)时,或平均动脉压≤17.3 kPa(130 mmHg)时可暂不使用降压药,但需密切观察。收缩压在24.0~30.7 kPa(180~230 mmHg)或舒张压在14.0~18.7 kPa(105~140 mmHg)宜口服卡托普利、美托洛尔等降压药,收缩压24.0 kPa(180 mmHg)以内或舒张压14.0 kPa(105 mmHg)以内,可观察而不用降压药。急性期过后(约2周),血压仍持续过高时可系统使用降压药,急性期血压急骤下降表明病情严重,应给予升压药物以保证足够的脑供血量。

止血剂及凝血剂对脑出血并无效果,但如合并消化道出血或有凝血障碍时仍可使用。消化道出血时,还可经胃管鼻饲或口服云南白药、三七粉、氢氧化铝凝胶和/或冰牛奶、冰盐水等。

(三)控制脑水肿

脑出血后48小时水肿达到高峰,维持3~5天或更长时间后逐渐消退。脑水肿可使ICP增高和导致脑疝,是影响功能恢复的主要因素和导致早期死亡的主要死因。积极控制脑水肿、降低ICP是脑出血急性期治疗的重要环节,必要时可行ICP监测。治疗目标是使ICP降至2.7 kPa(20 mmHg)以下,脑灌注压大于9.3 kPa(70 mmHg),应首先控制可加重脑水肿的因素,保持呼吸道通畅,适当给氧,维持有效脑灌注,限制液体和盐的入量等。应用皮质类固醇减轻脑出血后脑水肿和降低ICP,其有效证据不充分;脱水药只有短暂作用,常用20%甘露醇、利尿药如呋塞米等。

1.20%甘露醇

20%甘露醇为渗透性脱水药,可在短时间内使血浆渗透压明显升高,形成血与脑组织间渗透压差,使脑组织间液水分向血管内转移,经肾脏排出,每8 g甘露醇可由尿带出水分100 mL,用药后20~30分钟开始起效,2~3小时作用达峰。常用剂量125~250 mL,1次/6~8小时,疗程为7~10天。如患者出现脑疝征象可快速加压经静脉或颈动脉推注,可暂时缓解症状,为术前准备赢得时间。冠心病、心肌梗死、心力衰竭和肾功能不全者慎用,注意用药不当可诱发肾衰竭和水盐及电解质失衡。因此,在应用甘露醇脱水时,一定要严密观察患者尿量、血钾和心肾功能,一旦出现尿少、血尿、无尿时应立即停用。

2.利尿剂

呋塞米注射液较常用,脱水作用不如甘露醇,但可抑制脑脊液产生,用于心肾功能不全不能用甘露醇的患者,常与甘露醇合用,减少甘露醇用量。每次20～40 mg,每天2～4次,静脉注射。

3.甘油果糖氯化钠注射液

该药为高渗制剂,通过高渗透性脱水,能使脑水分含量减少,降低颅内压。本品降低颅内压作用起效较缓,持续时间较长,可与甘露醇交替使用。推荐剂量为每次250～500 mL,每天1～2次,静脉滴注,连用7天左右。

4.10％人血清蛋白

通过提高血浆胶体渗透压发挥对脑组织脱水降颅内压作用,改善病灶局部脑组织水肿,作用持久。适用于低蛋白血症的脑水肿伴高颅内压的患者。推荐剂量每次10～20 g,每天1～2次,静脉滴注。该药可增加心脏负担,心功能不全者慎用。

5.地塞米松

地塞米松可防止脑组织内星形胶质细胞肿胀,降低毛细血管通透性,维持血-脑屏障功能。抗脑水肿作用起效慢,用药后12～36小时起效。剂量每天10～20 mg,静脉滴注。由于易并发感染或使感染扩散,可促进或加重应激性上消化道出血,影响血压和血糖控制等,临床不主张常规使用,病情危重、不伴上消化道出血者可早期短时间应用。

若药物脱水、降颅内压效果不明显,出现颅内高压危象时可考虑转外科手术开颅减压。

(四)控制感染

发病早期或病情较轻时通常不需使用抗生素,老年患者合并意识障碍易并发肺部感染,合并吞咽困难易发生吸入性肺炎,尿潴留或导尿易合并尿路感染,可根据痰液或尿液培养、药物敏感试验等选用抗生素治疗。

(五)维持水电解质平衡

患者液体的输入量最好根据其中心静脉压(CVP)和肺毛细血管楔压(PCWP)来调整,CVP保持在0.7～1.2 kPa(5～12 mmHg)或者PCWP维持在1.3～1.9 kPa(10～14 mmHg)。无此条件时每天液体输入量可按前1天尿量＋

500 mL 估算。每天补钠 50~70 mmol/L,补钾 40~50 mmol/L,糖类 13.5~18 g。使用液体种类应以 0.9%氯化钠注射液或复方氯化钠注射液(林格液)为主,避免用高渗糖水,若用糖时可按每 4 g 糖加 1 U 胰岛素后再使用。由于患者使用大量脱水药、进食少、合并感染等原因,极易出现电解质紊乱和酸碱失衡,应加强监护和及时纠正,意识障碍患者可通过鼻饲管补充足够热量的营养和液体。

(六)对症治疗

1.中枢性高热

宜先行物理降温,如头部、腋下及腹股沟区放置冰袋,戴冰帽或睡冰毯等。效果不佳者可用多巴胺受体激动剂如溴隐亭 3.75 mg/d,逐渐加量至 7.5~15.0 mg/d,分次服用。

2.痫性发作

可静脉缓慢推注(注意患者呼吸)地西泮 10~20 mg,控制发作后可予卡马西平片,每次 100 mg,每天 2 次。

3.应激性溃疡

丘脑、脑干出血患者常合并应激性溃疡和引起消化道出血,机制不明,可能是出血影响边缘系统、丘脑、丘脑下部及下行自主神经纤维,使肾上腺皮质激素和胃酸分泌大量增加,黏液分泌减少及屏障功能削弱。常在病后第 2~14 天突然发生,可反复出现,表现呕血及黑便,出血量大时常见烦躁不安、口渴、皮肤苍白、湿冷、脉搏细速、血压下降、尿量减少等外周循环衰竭表现。可采取抑制胃酸分泌和加强胃黏膜保护治疗,用 H_2 受体阻滞剂如:①雷尼替丁,每次 150 mg,每天 2 次,口服。②西咪替丁,0.4~0.8 g/d,加入 0.9%氯化钠注射液,静脉滴注。③注射用奥美拉唑钠,每次 40 mg,每 12 小时静脉注射 1 次,连用 3 天。还可用硫糖铝,每次 1 g,每天 4 次,口服;或氢氧化铝凝胶,每次 40~60 mL,每天 4 次,口服。若发生上消化道出血可用去甲肾上腺素 4~8 mg 加冰盐水 80~100 mL,每天 4~6 次,口服;云南白药,每次 0.5 g,每天 4 次,口服。保守治疗无效时可在胃镜下止血,须注意呕血引起窒息,并补液或输血维持血容量。

4.心律失常

心房颤动常见,多见于病后前 3 天。心电图复极改变常导致易损期延长,易损期出现的期前收缩可导致室性心动过速或心室颤动。这可能是脑出血患者易发生猝死的主要原因。心律失常影响心排血量,降低脑灌注压,可加重原发脑病变,影响预后。应注意改善冠心病患者的心肌供血,给予常规抗心律失常治疗,及时纠正电解质紊乱,可试用 β 受体阻滞剂和钙通道阻滞剂治疗,维护心脏功能。

5.大便秘结

脑出血患者,由于卧床等原因,常会出现便秘。用力排便时腹压增高,从而使颅内压升高,可加重脑出血症状。便秘时腹胀不适,使患者烦躁不安,血压升高,亦可使病情加重,故脑出血患者便秘的护理十分重要。便秘可用甘油灌肠剂(支),患者侧卧位插入肛门内 6～10 cm,将药液缓慢注入直肠内 60 mL,5～10 分钟即可排便;缓泻剂如酚酞 2 片,每晚口服,亦可用中药番泻叶 3～9 g 泡服。

6.稀释性低钠血症

稀释性低钠血症又称血管升压素分泌异常综合征,10%的脑出血患者可发生。因血管升压素分泌减少,尿排钠增多,血钠降低,可加重脑水肿,每天应限制水摄入量在 800～1 000 mL,补钠 9～12 g;宜缓慢纠正,以免导致脑桥中央髓鞘溶解症。另有脑耗盐综合征,是心钠素分泌过高导致低钠血症,应输液补钠治疗。

7.下肢深静脉血栓形成

急性脑卒中患者易并发下肢和瘫痪肢体深静脉血栓形成,患肢进行性水肿和发硬,肢体静脉血流图检查可确诊。勤翻身、被动活动或抬高瘫痪肢体可预防;治疗可用肝素 5 000 U,静脉滴注,每天 1 次;或低分子量肝素,每次 4 000 U,皮下注射,每天 2 次。

(七)外科治疗

外科治疗可挽救重症患者的生命及促进神经功能恢复,手术宜在发病后6～24 小时进行,预后直接与术前意识水平有关,昏迷患者通常手术效果不佳。

1.手术指征

(1)脑叶出血:患者清醒、无神经障碍和小血肿(<20 mL)者,不必手术,可密切观察和随访。患者意识障碍、大血肿和在 CT 片上有占位征,应手术。

(2)基底节和丘脑出血:大血肿、神经障碍者应手术。

(3)脑桥出血:原则上内科治疗。但对非高血压性脑桥出血如海绵状血管瘤,可手术治疗。

(4)小脑出血:血肿直径≥2 cm 者应手术,特别是合并脑积水、意识障碍、神经功能缺失和占位征者。

2.手术禁忌证

(1)深昏迷患者(GCS 3～5 级)或去大脑强直。

(2)生命体征不稳定,如血压过高、高热、呼吸不规则,或有严重系统器质病变者。

（3）脑干出血。

（4）基底节或丘脑出血影响到脑干。

（5）病情发展急骤,发病数小时即深昏迷者。

3.常用手术方法

（1）小脑减压术:是高血压性小脑出血最重要的外科治疗,可挽救生命和逆转神经功能缺损,病程早期患者处于清醒状态时手术效果好。

（2）开颅血肿清除术:占位效应引起中线结构移位和初期脑疝时,外科治疗可能有效。

（3）钻孔扩大骨窗血肿清除术。

（4）钻孔微创颅内血肿清除术。

（5）脑室出血脑室引流术。

（八）早期康复治疗

原则上应尽早开始。在神经系统症状不再进展,没有严重精神、行为异常,生命体征稳定,没有严重的并发症时即可开始康复治疗的介入,但需注意康复方法的选择。早期康复治疗对恢复患者的神经功能,提高生活质量是十分有利的。早期对瘫痪肢体进行按摩及被动运动,开始有主动运动时即应根据康复要求按阶段进行训练,以促进神经功能恢复,避免出现关节挛缩、肌肉萎缩和骨质疏松;对失语患者需加强言语康复训练。

（九）加强护理,防治并发症

常见的并发症有肺部感染、上消化道出血、吞咽困难和水电解质紊乱、下肢静脉血栓形成、肺栓塞、肺水肿、冠状动脉性疾病和心肌梗死、心脏损伤、痫性发作等。脑出血预后与急性期护理有直接关系,合理的护理措施十分重要。

1.体位

头部抬高 15°～30°,既能保持脑血流量,又能保持呼吸道通畅。切忌无枕仰卧。凡意识障碍患者宜采用侧卧位,头稍前屈,以利口腔分泌物流出。

2.饮食与营养

营养不良是脑出血患者常见的易被忽视的并发症,应充分重视。重症意识障碍患者急性期应禁食 1～2 天,静脉补给足够能量与维生素,发病 48 小时后若无活动性消化道出血,可鼻饲流质饮食,应考虑营养合理搭配与平衡。患者意识转清、咳嗽反射良好、能吞咽时可停止鼻饲,应注意喂食时宜取 45°半卧位,食物宜做成糊状,流质饮料均应选用茶匙喂食,喂食出现呛咳可拍背。

3.呼吸道护理

脑出血患者应保持呼吸道通畅和足够通气量,意识障碍或脑干功能障碍患者应行气管插管,指征是 $PaO_2<8.0$ kPa(60 mmHg)、$PaCO_2>6.7$ kPa(50 mmHg)或有误吸危险者。鼓励勤翻身、拍背,鼓励患者尽量咳嗽,咳嗽无力痰多时可超声雾化治疗,呼吸困难、呼吸道痰液多、经鼻抽吸困难者可考虑气管切开。

4.压疮防治与护理

昏迷或完全性瘫痪患者易发生压疮,预防措施包括定时翻身,保持皮肤干燥清洁,在骶部、足跟及骨隆起处加垫气圈,经常按摩皮肤及活动瘫痪肢体促进血液循环,皮肤发红可用70%乙醇溶液或温水轻柔,涂以3.5%安息香酊。

七、预后与预防

(一)预后

脑出血的预后与出血量、部位、病因及全身状况等有关。脑干、丘脑及大量脑室出血预后差。脑水肿、颅内压增高及脑疝、并发症及脑-内脏(脑-心、脑-肺、脑-肾、脑-胃肠)综合征是致死的主要原因。早期多死于脑疝,晚期多死于中枢性衰竭、肺炎和再出血等继发性并发症。影响本病的预后因素有:①年龄较大;②昏迷时间长和程度深;③颅内压高和脑水肿重;④反复多次出血和出血量大;⑤小脑、脑干出血;⑥神经体征严重;⑦出血灶多和生命体征不稳定;⑧伴癫痫发作、去大脑皮质强直或去大脑强直;⑨伴有脑-内脏联合损害;⑩合并代谢性酸中毒、代谢障碍或电解质紊乱者,预后差。及时给予正确的中西医结合治疗和内外科治疗,可大大改善预后,减少病死率和致残率。

(二)预防

总的原则是定期体检、早发现、早预防、早治疗。脑出血是多危险因素所致的疾病。研究证明,高血压是最重要的独立危险因素,心脏病、糖尿病是肯定的危险因素。多种危险因素之间存在错综复杂的相关性,它们互相渗透、互相作用、互为因果,从而增加了脑出血的危险性,也给预防和治疗带来困难。目前,我国仍存在对高血压知晓率低、用药治疗率低和控制率低等"三低"现象,恰与我国脑卒中患病率高、致残率高和病死率高等"三高"现象形成鲜明对比。因此,加强高血压的防治宣传教育是非常必要的。在高血压治疗中,轻型高血压可选用尼群地平和吲达帕胺,对其他类型的高血压则应根据病情选用钙通道阻滞剂、β受体阻滞剂、血管紧张素转化酶抑制剂(ACEI)、利尿剂等联合治疗。

有些危险因素是先天决定的,而且是难以改变甚至不能改变的(如年龄、性别);有些危险因素是环境造成的,很容易预防(如感染);有些是人们生活行为的方式,是完全可以控制的(如抽烟、酗酒);还有些疾病常常是可治疗的(如高血压)。虽然大部分高血压患者都接受过降压治疗,但规范性、持续性差,这样非但没有起到降低血压、预防脑出血的作用,反而使血压忽高忽低,易于引发脑出血。所以控制血压除进一步普及治疗外,重点应放在正确的治疗方法上。预防工作不可简单、单一化,要采取突出重点、顾及全面的综合性预防措施,才能有效地降低脑出血的发病率、病死率和复发率。

除针对危险因素进行预防外,日常生活中须注意经常锻炼、戒烟酒,合理饮食,调理情绪。饮食上提倡"五高三低",即高蛋白质、高钾、高钙、高纤维素、高维生素及低盐、低糖、低脂。锻炼要因人而异,方法灵活多样,强度不宜过大,避免激烈运动。

第二节 蛛网膜下腔出血

蛛网膜下腔出血(subarachnoid hemorrhage,SAH)是指脑表面或脑底部的血管自发破裂,血液流入蛛网膜下腔,伴或不伴颅内其他部位出血的一种急性脑血管疾病。本病可分为原发性、继发性和外伤性。原发性 SAH 是指脑表面或脑底部的血管破裂出血,血液直接或基本直接流入蛛网膜下腔所致,称特发性蛛网膜下腔出血或自发性蛛网膜下腔出血(idiopathic subarachnoid hemorrhage,ISAH),约占急性脑血管疾病的 15% 左右,是神经科常见急症之一;继发性 SAH 则为脑实质内、脑室、硬脑膜外或硬脑膜下的血管破裂出血,血液穿破脑组织进入脑室或蛛网膜下腔者;外伤引起的概称外伤性 SAH,常伴发于脑挫裂伤。SAH 临床表现为急骤起病的剧烈头痛、呕吐、精神或意识障碍、脑膜刺激征和血性脑脊液。SAH 的年发病率世界各国各不相同,中国约为 5/10 万,美国为(6～16)/10 万,德国约为 10/10 万,芬兰约为 25/10 万,日本约为 25/10 万。

一、病因与发病机制

(一)病因

SAH 的病因很多,以动脉瘤为最常见,包括先天性动脉瘤、高血压动脉硬化性动脉瘤、夹层动脉瘤和感染性动脉瘤等,其他如脑血管畸形、脑底异常血管网、结缔组织病、脑血管炎等。75%～85%的非外伤性 SAH 患者为颅内动脉瘤破裂出血,其中,先天性动脉瘤发病多见于中青年;高血压动脉硬化性动脉瘤为梭形动脉瘤,约占 13%,多见于老年人。脑血管畸形占第 2 位,以动静脉畸形最常见,约占 15%,常见于青壮年。其他如烟雾病、感染性动脉瘤、颅内肿瘤、结缔组织病、垂体卒中、脑血管炎、血液病及凝血障碍性疾病、妊娠并发症等均可引起 SAH。近年发现约 15%的 ISAH 患者病因不清,即使 DSA 检查也未能发现 SAH 的病因。

1.动脉瘤

近年来,对先天性动脉瘤与分子遗传学的多个研究支持 Ⅰ 型胶原蛋白 α_2 链基因和弹力蛋白基因是先天性动脉瘤最大的候补基因。颅内动脉瘤好发于 Willis 环及其主要分支的血管分叉处,其中位于前循环颈内动脉系统者约占 85%,位于后循环基底动脉系统者约占 15%。对此类动脉瘤的研究证实,血管壁的最大压力来自沿血流方向上的血管分叉处的尖部。随着年龄增长,在血压增高、动脉瘤增大,更由于血流涡流冲击和各种危险因素的综合因素作用下,出血的可能性也随之增大。颅内动脉瘤体积的大小与有无蛛网膜下腔出血相关,直径<3 mm 的动脉瘤,SAH 的风险小;直径>7 mm 的动脉瘤,SAH 的风险高。对于未破裂的动脉瘤,每年发生动脉瘤破裂出血的危险性介于 1%～2%。曾经破裂过的动脉瘤有更高的再出血率。

2.脑血管畸形

脑血管畸形以动静脉畸形最常见,且 90%以上位于小脑幕上。脑血管畸形是胚胎发育异常形成的畸形血管团,血管壁薄,在有危险因素的条件下易诱发出血。

3.高血压动脉硬化性动脉瘤

长期高血压动脉粥样硬化导致脑血管弯曲多,侧支循环多,管径粗细不均,且脑内动脉缺乏外弹力层,在血压增高、血流涡流冲击等因素影响下,管壁薄弱的部分逐渐向外膨胀形成囊状动脉瘤,极易破裂出血。

4.其他病因

动脉炎或颅内炎症可引起血管破裂出血,肿瘤可直接侵袭血管导致出血。脑底异常血管网形成后可并发动脉瘤,一旦破裂出血可导致反复发生的脑实质内出血或 SAH。

(二)发病机制

蛛网膜下腔出血后,血液流入蛛网膜下腔淤积在血管破裂相应的脑沟和脑池中,并可下流至脊髓蛛网膜下腔,甚至逆流至第四脑室和侧脑室,引起一系列变化,主要包括:①颅内容积增加。血液流入蛛网膜下腔使颅内容积增加,引起颅内压增高,血液流入量大者可诱发脑疝。②化学性脑膜炎。血液流入蛛网膜下腔后直接刺激血管,使白细胞崩解释放各种炎症介质。③血管活性物质释放。血液流入蛛网膜下腔后,血细胞破坏产生各种血管活性物质(氧合血红蛋白、5-羟色胺、血栓烷 A_2、肾上腺素、去甲肾上腺素)刺激血管和脑膜,使脑血管发生痉挛和蛛网膜颗粒粘连。④脑积水。血液流入蛛网膜下腔在颅底或逆流入脑室发生凝固,造成脑脊液回流受阻引起急性阻塞性脑积水和颅内压增高;部分红细胞随脑脊液流入蛛网膜颗粒并溶解,使其阻塞,引起脑脊液吸收减慢,最后产生交通性脑积水。⑤下丘脑功能紊乱。血液及其代谢产物直接刺激下丘脑引起神经内分泌紊乱,引起发热、血糖含量增高、应激性溃疡、肺水肿等。⑥脑-心综合征。急性高颅压或血液直接刺激下丘脑、脑干,导致自主神经功能亢进,引起急性心肌缺血、心律失常等。

二、病理

肉眼可见脑表面呈紫红色,覆盖有薄层血凝块;脑底部的脑池、脑桥小脑三角及小脑延髓池等处可见更明显的血块沉积,甚至可将颅底的血管、神经埋没。血液可穿破脑底面进入第三脑室和侧脑室。脑底大量积血或脑室内积血可影响脑脊液循环出现脑积水,约 5% 的患者,由于部分红细胞随脑脊液流入蛛网膜颗粒并使其堵塞,引起脑脊液吸收减慢而产生交通性脑积水。蛛网膜及软膜增厚、色素沉着,脑与神经、血管间发生粘连。脑脊液呈血性。血液在蛛网膜下腔的分布,以出血量和范围分为弥散型和局限型。前者出血量较多,穹隆面与基底面蛛网膜下腔均有血液沉积;后者血液则仅存于脑底池。40%～60% 的脑标本并发脑内出血。出血的次数越多,并发脑内出血的比例越大。并发脑内出血的发生率第 1 次约 39.6%,第 2 次约 55%,第 3 次达 100%。出血部位随动脉瘤的部位而定。动脉瘤好发于 Willis 环的血管上,尤其是动脉分叉处,可单发或多发。

三、临床表现

SAH 发生于任何年龄,发病高峰多在 30～60 岁;50 岁后,ISAH 的危险性有随年龄的增加而升高的趋势。男女在不同的年龄段发病不同,10 岁前男性的发病率较高,男女比为 4：1;40～50 岁时,男女发病相等;70～80 岁时,男女发病率之比高达 1:10。临床主要表现为剧烈头痛、脑膜刺激征阳性、血性脑脊液。在严重病例中,患者可出现意识障碍,从嗜睡至昏迷不等。

(一)症状与体征

1.先兆及诱因

先兆通常是不典型头痛或颈部僵硬,部分患者有病侧眼眶痛、轻微头痛、动眼神经麻痹等表现,主要由少量出血造成;70%的患者存在上述症状数天或数周后出现严重出血,但绝大部分患者起病急骤,无明显先兆。常见诱因有过量饮酒、情绪激动、精神紧张、剧烈活动、用力状态等,这些诱因均能增加 ISAH 的风险性。

2.一般表现

出血量大者,当天体温即可升高,可能与下丘脑受影响有关;多数患者于2~3天后体温升高,多属于吸收热;SAH 后患者血压增高,1~2周病情趋于稳定后逐渐恢复病前血压。

3.神经系统表现

绝大部分患者有突发持续性剧烈头痛。头痛位于前额、枕部或全头,可扩散至颈部、腰背部;常伴有恶心、呕吐。呕吐可反复出现,是由颅内压急骤升高和血液直接刺激呕吐中枢所致。如呕吐物为咖啡色样胃内容物则提示上消化道出血,预后不良。头痛部位各异,轻重不等,部分患者类似眼肌麻痹型偏头痛。有48%~81%的患者可出现不同程度的意识障碍,轻者嗜睡,重者昏迷,多逐渐加深。意识障碍的程度、持续时间及意识恢复的可能性均与出血量、出血部位及有无再出血有关。

部分患者以精神症状为首发或主要的临床症状,常表现为兴奋、躁动不安、定向障碍,甚至谵妄和错乱;少数可出现迟钝、淡漠、抗拒等。精神症状可由大脑前动脉或前交通动脉附近的动脉瘤破裂引起,大多在病后1~5天出现,但多数在数周内自行恢复。癫痫发作较少见,多发生在出血时或出血后的急性期,国外发生率为6%~26.1%,国内资料为10%~18.3%。在一项 SAH 的大宗病例报道中,大约有15%的动脉瘤性 SAH 表现为癫痫。癫痫可为局限性抽搐或全身强直-阵挛性发作,多见于脑血管畸形引起者,出血部位多在天幕上,多由于血液刺激大脑皮质所致,患者有反复发作倾向。部分患者由于血液流入脊髓蛛网膜下腔可出现神经根刺激症状,如腰背痛。

4.神经系统体征

(1)脑膜刺激征:为 SAH 的特征性体征,包括头痛、颈强直、Kernig 征和布鲁津斯基征(Brudzinski 征)阳性。常于起病后数小时至 6 天内出现,持续 3～4 周。颈强直发生率最高(6%～100%)。另外,应当注意临床上有少数患者可无脑膜刺激征,如老年患者,可能因蛛网膜下腔扩大等老年性改变和痛觉不敏感等因素,往往使脑膜刺激征不明显,但意识障碍仍可较明显,老年人的意识障碍可达 90%。

(2)脑神经损害:以第Ⅱ、Ⅲ对脑神经最常见,其次为第Ⅴ、Ⅵ、Ⅶ、Ⅷ对脑神经,主要由于未破裂的动脉瘤压迫或破裂后的渗血、颅内压增高等直接或间接损害引起。少数患者有一过性肢体单瘫、偏瘫、失语,早期出现者多因出血破入脑实质和脑水肿所致;晚期多由于迟发性脑血管痉挛引起。

(3)眼症状:SAH 的患者中,17%有玻璃体膜下出血,7%～35%有视盘水肿。视网膜下出血及玻璃体下出血是诊断 SAH 有特征性的体征。

(4)局灶性神经功能缺失:如有局灶性神经功能缺失有助于判断病变部位,如突发头痛伴眼睑下垂者,应考虑载瘤动脉可能是后交通动脉或小脑上动脉。

(二)SAH 并发症

1.再出血

在脑血管疾病中,最易发生再出血的疾病是 SAH,国内文献报道再出血率为 24%左右。再出血临床表现严重,病死率远远高于第 1 次出血,一般发生在第 1 次出血后 10～14 天,2 周内再发生率占再发病例的 54%～80%。近期再出血病死率为 41%～46%,甚至更高。再发出血多因动脉瘤破裂所致,通常在病情稳定的情况下,突然头痛加剧、呕吐、癫痫发作,并迅速陷入深昏迷,瞳孔散大,对光反射消失,呼吸困难甚至停止。神经定位体征加重或脑膜刺激征明显加重。

2.脑血管痉挛

脑血管痉挛(CVS)是 SAH 发生后出现的迟发性大、小动脉的痉挛狭窄,以后者更多见。典型的血管痉挛发生在出血后 3～5 天,于 5～10 天达高峰,2～3 周逐渐缓解。在大多数研究中,血管痉挛发生率在 25%～30%。早期可逆性 CVS 多在 SAH 后 30 分钟内发生,表现为短暂的意识障碍和神经功能缺失。70%的 CVS 在 SAH 后 1～2 周发生,尽管及时干预治疗,但仍有约 50%有症状的 CVS 患者将会进一步发展为脑梗死。因此,CVS 的治疗关键在预防。血管痉挛发作的临床表现通常是头痛加重或意识状态下降,除发热和脑膜刺激征外,也可表现局灶性的神经功能损害体征,但不常见。尽管导致血管痉挛的许多潜在危险因素已经确定,但 CT 扫描所见的 SAH 的数量和部位是最主要的危险因素。基底池内有厚层血块的患者比仅有少量出血的患者更容易发展为血管痉挛。虽然国内外均有大量的临床观察和实验数据，但是 CVS 的机制仍不确定。SAH 本身或其降解产物中的一种或多种成分可能是导致 CVS 的原因。

CVS 的检查常选择 TCD 和 DSA 检查。TCD 有助于血管痉挛的诊断。TCD 血液流速峰值＞200 cm/s 和/或平均流速＞120 cm/s 时能很好地与血管造影显示的严重血管痉挛相符。值得提出的是，TCD 只能测定颅内血管系统中特定深度的血管段。测得数值的准确性在一定程度上依赖于超声检查者的经验。动脉插管血管造影诊断 CVS 较 TCD 更为敏感。CVS 患者行血管造影的价值不仅用于诊断，更重要的目的是血管内治疗。动脉插管血管造影为有创检查，价格较昂贵。

3.脑积水

大约 25% 的动脉瘤性蛛网膜下腔出血患者由于出血量大、速度快，血液大量涌入第三脑室、第四脑室并凝固，使第四脑室的外侧孔和正中孔受阻，可引起急性梗阻性脑积水，导致颅内压急剧升高，甚至出现脑疝而死亡。急性脑积水常发生于起病数小时至 2 周内，多数患者在 1～2 天内意识障碍呈进行性加重，神经症状迅速恶化，生命体征不稳定，瞳孔散大。颅脑 CT 检查可发现阻塞上方的脑室明显扩大等脑室系统有梗阻表现，此类患者应迅速进行脑室引流术。慢性脑积水是 SAH 后 3 周至 1 年内发生的脑积水，原因可能为蛛网膜下腔出血刺激脑膜，引起无菌性炎症反应形成粘连，阻塞蛛网膜下腔及蛛网膜绒毛而影响脑脊液的吸收与回流，以脑脊液吸收障碍为主，病理切片可见蛛网膜增厚纤维变性、室管膜破坏及脑室周围脱髓鞘改变。Johnston 认为脑脊液的吸收与蛛网膜下腔和上矢状窦的压力差以及蛛网膜绒毛颗粒的阻力有关。当脑外伤后颅内压增高时，上矢状窦的压力随之升高，使蛛网膜下腔和上矢状窦的压力差变小，从而使蛛网膜绒毛微小管系统受压甚至关闭，直接影响脑脊液的吸收。由于脑脊液的积蓄造成脑室内静水压升高，致使脑室进行性扩大。因此，慢性脑积水的初期，患者的颅内压是高于正常的，及至脑室扩大到一定程度之后，由于加大了吸收面，才渐使颅内压下降至正常范围，故临床上称之为正常颅内压脑积水。但由于脑脊液的静水压已超过脑室壁所能承受的压力，使脑室不断继续扩大、脑萎缩加重而致进行性痴呆。

4.自主神经及内脏功能障碍

自主神经及内脏功能障碍常因下丘脑受出血、脑血管痉挛和颅内压增高的损伤所致，临床可并发心肌缺血或心肌梗死、急性肺水肿、应激性溃疡。这些并发症被认为是由于交感神经过度活跃或迷走神经张力过高所致。

5.低钠血症

尤其是重症 SAH 常影响下丘脑功能,而导致有关水盐代谢激素的分泌异常。目前,关于低钠血症发生的病因有两种机制,即血管升压素分泌异常综合征(syndrome of inappropriate antidiuretic hormone,SIADH)和脑性耗盐综合征(cerebral salt-wasting syndrome,CSWS)。

SIADH 理论是 1957 年由 Bartter 等提出的,该理论认为,低钠血症产生的原因是由于各种创伤性刺激作用于下丘脑,引起血管升压素(ADH)分泌过多,或血管升压素渗透性调节异常,丧失了低渗对 ADH 分泌的抑制作用,而出现持续性 ADH 分泌。肾脏远曲小管和集合管重吸收水分的作用增强,引起水潴留、血钠被稀释及细胞外液增加等一系列病理生理变化。同时,促肾上腺皮质激素(ACTH)相对分泌不足,血浆 ACTH 降低,醛固酮分泌减少,肾小管排钾保钠功能下降,尿钠排出增多。细胞外液增加和尿、钠丢失的后果是血浆渗透压下降和稀释性低血钠,尿渗透压高于血渗透压,低钠而无脱水,中心静脉压增高的一种综合征。若进一步发展,将导致水分从细胞外向细胞内转移、细胞水肿及代谢功能异常。当血钠<120 mmol/L 时,可出现恶心、呕吐、头痛;当血钠<110 mmol/L 时可发生嗜睡、躁动、谵语、肌张力低下、腱反射减弱或消失甚至昏迷。

但 20 世纪 70 年代末以来,越来越多的学者发现,发生低钠血症时,患者多伴有尿量增多和尿钠排泄量增多,而血中 ADH 并无明显增加。这使得脑性耗盐综合征的概念逐渐被接受。SAH 时,CSWS 的发生可能与脑钠肽(BNP)的作用有关。下丘脑受损时可释放出 BNP,脑血管痉挛也可使 BNP 升高。BNP 的生物效应类似心房钠尿肽,有较强的利钠和利尿反应。CSWS 时可出现厌食、恶心、呕吐、无力、直立性低血压、皮肤无弹性、眼球内陷、心率增快等表现。诊断依据:细胞外液减少,负钠平衡,水摄入与排出率<1,肺动脉楔压<1.1 kPa(8 mmHg),中央静脉压<0.8 kPa(6 mmHg),体重减轻。Ogawasara 提出每天对 CSWS 患者定时测体重和中央静脉压是诊断 CSWS 和鉴别 SIADH 最简单和实用的方法。

四、辅助检查

(一)脑脊液检查

目前,脑脊液(CSF)检查尚不能被 CT 检查所完全取代。由于腰椎穿刺(LP)有诱发再出血和脑疝的风险,在无条件行 CT 检查和病情允许的情况下,或颅脑 CT 所见可疑时才可考虑谨慎施行 LP 检查。均匀一致的血性脑脊液是诊断 SAH 的金标准,脑脊液压力增高,蛋白含量增高,糖和氯化物水平正常。起初脑脊液中红、白细胞比例与外周血基本一致(700∶1),12 小时后脑脊液开始变黄,2 天后因出现无菌性炎症反应,白细胞计数可增加,初为中性粒细胞,后为单核细胞和淋巴细胞。LP 阳性结果与穿刺损伤出血的鉴别很重要。通常是通过连续观察试管内红细胞计数逐渐减少的三管试验来证实,但采用脑脊液离心检查上清液黄变及匿血反应是更灵敏的诊断方法。脑脊液细胞学检查可见巨噬细胞内吞噬红细胞及碎片,有助于鉴别。

(二)颅脑 CT 检查

CT 检查是诊断 SAH 的首选常规检查方法。急性期颅脑 CT 检查快速、敏感,不但可早期确诊,还可判定出血部位、出血量、血液分布范围及动态观察病情进展和有无再出血迹象。急性期 CT 表现为脑池、脑沟及蛛网膜下腔呈高密度改变,尤以脑池局部积血有定位价值,但确定出血动脉及病变性质仍需借助于 DSA 检查。发病距 CT 检查的时间越短,显示 SAH 病灶部位的积血越清楚。Adams 观察发病当日 CT 检查显示阳性率为 95%,1 天后降至 90%,5 天后降至 80%,7 天后降至 50%。CT 显示蛛网膜下腔高密度出血征象,多见于大脑外侧裂池、前纵裂池、后纵裂池、鞍上池、和环池等。CT 增强扫描可能显示大的动脉瘤和血管畸形。须注意 CT 阴性并不能绝对排除 SAH。

部分学者依据 CT 扫描并结合动脉瘤好发部位推测动脉瘤的发生部位,如蛛网膜下腔出血以鞍上池为中心呈不对称向外扩展,提示颈内动脉瘤;外侧裂池基底部积血提示大脑中动脉瘤;前纵裂池基底部积血提示前交通动脉瘤;出血以脚间池为中心向前纵裂池和后纵裂池基底部扩散,提示基底动脉瘤。CT 显示弥漫性出血或局限于前部的出血发生再出血的风险较大,应尽早行 DSA 检查确定动脉瘤部位并早期手术。MRA 作为初筛工具具有无创、无风险的特点,但敏感性不如 DSA 检查高。

(三)数字减影血管造影

确诊 SAH 后应尽早行 DSA 检查,以确定动脉瘤的部位、大小、形状、数量、侧支循环和脑血管痉挛等情况,并可协助除外其他病因如动静脉畸形、烟雾病和炎性血管瘤等。大且不规则、分成小腔(为责任动脉瘤典型的特点)的动脉瘤可能是出血的动脉瘤。如发病之初脑血管造影未发现病灶,应在发病 1 个月后复查脑血管造影,可能会有新发现。DSA 可显示 80% 的动脉瘤及几乎 100% 的血管畸形,而且对发现继发性脑血管痉挛有帮助。脑动脉瘤大多数在2～3周再次破裂出血,尤以病后6～8天为高峰,因此对动脉瘤应早检查、早期手术治疗,如在发病后2～3天,脑水肿尚未达到高峰时进行手术则手术并发症少。

(四)MRI检查

MRI对蛛网膜下腔出血的敏感性不及CT。急性期MRI检查还可能诱发再出血。但MRI可检出脑干隐匿性血管畸形;对直径3～5 mm的动脉瘤检出率可达84%～100%,而由于空间分辨率较差,不能清晰显示动脉瘤颈和载瘤动脉,仍需行DSA检查。

(五)其他检查

心电图可显示T波倒置、Q-T间期延长、出现高大U波等异常;血常规、凝血功能和肝功能检查可排除凝血功能异常方面的出血原因。

五、诊断与鉴别诊断

(一)诊断

根据以下临床特点,诊断SAH一般并不困难,如突然起病,主要症状为剧烈头痛,伴呕吐;可有不同程度的意识障碍和精神症状,脑膜刺激征明显,少数伴有脑神经及轻偏瘫等局灶症状;辅助检查LP为血性脑脊液,脑CT所显示的出血部位有助于判断动脉瘤。

临床分级:一般采用Hunt-Hess分级法(表3-1)或世界神经外科联盟(WFNS)分级。前者主要用于动脉瘤引起SAH的手术适应证及预后判断的参考,Ⅰ～Ⅲ级应尽早行DSA,积极术前准备,争取尽早手术;对Ⅳ～Ⅴ级先行血块清除术,待症状改善后再行动脉瘤手术。后者根据GCS评分和有无运动障碍进行分级(表3-2),即Ⅰ级的SAH患者很少发生局灶性神经功能缺损;GCS≤12分(Ⅳ～Ⅴ级)的患者,不论是否存在局灶神经功能缺损,并不影响其预后判断;对于GCS 13～14分(Ⅱ～Ⅲ级)的患者,局灶神经功能缺损是判断预后的补充条件。

(二)鉴别诊断

1.脑出血

脑出血深昏迷时与SAH不易鉴别,但脑出血多有局灶性神经功能缺失体征,如偏瘫、失语等,患者多有高血压病史。仔细的神经系统检查及脑CT检查有助于鉴别诊断。

表 3-1 　 Hunt-Hess 分级法(1968 年)

分类	标准
0 级	未破裂动脉瘤
Ⅰ 级	无症状或轻微头痛
Ⅱ 级	中-重度头痛、脑膜刺激征、脑神经麻痹
Ⅲ 级	嗜睡、意识混浊、轻度局灶性神经体征
Ⅳ 级	昏迷、中或重度偏瘫、有早期去大脑强直或自主神经功能紊乱
Ⅴ 级	深昏迷、去大脑强直、濒死状态

注:凡有高血压、糖尿病、高度动脉粥样硬化、慢性肺部疾病等全身性疾病,或 DSA 呈现高度脑血管痉挛的病例,则向恶化阶段提高1级。

表 3-2 　 WFNS 的 SAH 分级(1988 年)

分类	GCS	运动障碍
Ⅰ 级	15	无
Ⅱ 级	14~13	无
Ⅲ 级	14~13	有局灶性体征
Ⅳ 级	12~7	有或无
Ⅴ 级	6~3	有或无

注:GCS 评分。

2.颅内感染

颅内感染发病较 SAH 缓慢。各类脑膜炎起病初均先有高热,脑脊液呈炎性改变而有别于 SAH。进一步脑影像学检查,脑沟、脑池无高密度增高影改变。脑炎临床表现为发热、精神症状、抽搐和意识障碍,且脑脊液多正常或只有轻度白细胞数增高,只有脑膜出血时才表现为血性脑脊液;脑 CT 检查有助于鉴别诊断。

3.瘤卒中

依靠详细病史(如有慢性头痛、恶心、呕吐等)、体征和脑 CT 检查可以鉴别。

六、治疗

主要治疗原则:①控制继续出血,预防及解除血管痉挛,去除病因,防治再出血,尽早采取措施预防、控制各种并发症。②掌握时机尽早行 DSA 检查,如发现动脉瘤及动静脉畸形,应尽早行血管介入、手术治疗。

(一)一般处理

绝对卧床 4~6 周,避免情绪激动和用力排便,防治剧烈咳嗽,烦躁不安时适当应用止咳剂、镇静剂;稳定血压,控制癫痫发作。对于血性脑脊液伴脑室扩大者,必要时可行脑室穿刺和体外引流,但应掌握引流速度要缓慢。发病后应密切观察 GCS 评分,注意心电图变化,动态观察局灶性神经体征变化和进行脑功能监测。

(二)防止再出血

二次出血是本病的常见现象,故积极进行药物干预对防治再出血十分必要。SAH 急性期脑脊液纤维素溶解系统活性增高,第 2 周开始下降,第 3 周后恢复正常。因此,选用抗纤维蛋白溶解药物抑制纤溶酶原的形成,具有防治再出血的作用。

1.6-氨基己酸

6-氨基己酸为纤维蛋白溶解抑制剂,可阻止动脉瘤破裂处凝血块的溶解,又可预防再破裂和缓解脑血管痉挛。每次 8~12 g 加入 10%葡萄糖盐水 500 mL 中静脉滴注,每天 2 次。

2.氨甲苯酸

氨甲苯酸又称抗血纤溶芳酸,能抑制纤溶酶原的激活因子,每次 200~400 mg,溶于葡萄糖注射液或 0.9%氯化钠注射液 20 mL 中缓慢静脉注射,每天 2 次。

3.氨甲环酸

氨甲环酸为氨甲苯酸的衍化物,抗血纤维蛋白溶酶的效价强于前两种药物,每次 250~500 mg 加入 5%葡萄糖注射液 250~500 mL 中静脉滴注,每天 1~2 次。

但近年的一些研究显示抗纤溶药虽有一定的防止再出血作用,但同时增加了缺血事件的发生,因此不推荐常规使用此类药物,除非凝血障碍所致出血时可考虑应用。

(三)降颅压治疗

SAH 可引起颅内压升高、脑水肿,严重者可出现脑疝,应积极进行脱水降颅内压治疗,主要选用 20%甘露醇静脉滴注,每次 125~250 mL,2~4 次/天;呋塞米入小壶,每次 20~80 mg,2~4 次/天;清蛋白 10~20 g/d,静脉滴注。药物治疗效果不佳或疑有早期脑疝时,可考虑脑室引流或颞肌下减压术。

(四)防治脑血管痉挛及迟发性缺血性神经功能缺损

目前认为脑血管痉挛引起迟发性缺血性神经功能缺损(delayed ischemic

neurologic deficit,DIND)是动脉瘤性 SAH 最常见的死亡和致残原因。钙通道阻滞剂可选择性作用于脑血管平滑肌,减轻脑血管痉挛和 DIND。常用尼莫地平,每天 10 mg(50 mL),以每小时 2.5～5.0 mL 速度泵入或缓慢静脉滴注,5～14 天为 1 个疗程;也可选择尼莫地平,每次 40 mg,每天 3 次,口服。国外报道高血压-高血容量-血液稀释(hypertension-hypervolemia-hemodilution,3H)疗法可使大约 70%的患者临床症状得到改善。有数个报道认为与以往相比,"3H"疗法能够明显改善患者预后。增加循环血容量,提高平均动脉压,降低血细胞比容至 30%～50%,被认为能够使脑灌注达到最优化。3H 疗法必须排除已存在脑梗死、高颅内压,并已夹闭动脉瘤后才能应用。

(五)防治急性脑积水

急性脑积水常发生于病后 1 周内,发生率为 9%～27%。急性阻塞性脑积水患者脑 CT 显示脑室急速进行性扩大,意识障碍加重,有效的疗法是行脑室穿刺引流和冲洗。但应注意防止脑脊液引流过度,维持颅内压在 2.0～4.0 kPa(15～30 mmHg),因过度引流会突然发生再出血。长期脑室引流要注意继发感染(脑炎、脑膜炎),感染率为 5%～10%。同时常规应用抗生素防治感染。

(六)低钠血症的治疗

SIADH 的治疗原则主要是纠正低血钠和防止体液容量过多。可限制液体摄入量(<1 000 mL/d),使体内水分处于负平衡以减少体液过多与尿钠丢失。注意应用利尿剂和高渗盐水,纠正低血钠与低渗血症。当血浆渗透压恢复,可给予 5%葡萄糖注射液维持,也可用抑制 ADH 药物,地美环素1～2 g/d,口服。

CSWS 的治疗主要是维持正常水盐平衡,给予补液治疗。可静脉或口服等渗或高渗盐液,根据低钠血症的严重程度和患者耐受程度单独或联合应用。高渗盐液补液速度以每小时0.7 mmol/L,24 h<20 mmol/L 为宜。如果纠正低钠血症速度过快可导致脑桥脱髓鞘病,应予特别注意。

(七)外科治疗

经造影证实有动脉瘤或动静脉畸形者,应争取手术或介入治疗,根除病因防止再出血。

1.显微外科

夹闭颅内破裂的动脉瘤是消除病变并防止再出血的最好方法,而且动脉瘤被夹闭,继发性血管痉挛就能得到积极有效的治疗。一般认为 Hunt-Hess 分级

Ⅰ～Ⅱ级的患者应在发病后48～72小时早期手术。应用现代技术,早期手术已经不再难以克服。一些神经血管中心富有经验的医师已经建议给低评分的患者早期手术,只要患者的血流动力学稳定,颅内压得以控制即可。对于神经状况分级很差和/或伴有其他内科情况,手术应该延期。对于病情不太稳定、不能承受早期手术的患者,可选择血管内治疗。

2.血管内治疗

选择适合的患者行血管内放置 Guglielmi 可脱式弹簧圈(Guglielmi detachable coils,GDCs),已经被证实是一种安全的治疗手段。近年来,一般认为治疗指征为手术风险大或手术治疗困难的动脉瘤。

七、预后与预防

(一)预后

临床常采用 Hunt 和 Kosnik(1974)修改的 Botterell 的分级方案,对预后判断有帮助。Ⅰ～Ⅱ级患者预后佳,Ⅳ～Ⅴ级患者预后差,Ⅲ级患者介于两者之间。

首次蛛网膜下腔出血的病死率为 $10\%～25\%$。病死率随着再出血递增。再出血和脑血管痉挛是导致死亡和致残的主要原因。SAH 的预后与病因、年龄、动脉瘤的部位、瘤体大小、出血量、有无并发症、手术时机选择及处置是否及时、得当有关。

(二)预防

SAH 病情常较危重,病死率较高,尽管不能从根本上达到预防目的,但对已知的病因应及早积极对因治疗,如控制血压、戒烟、限酒,以及尽量避免剧烈运动、情绪激动、过劳、用力排便、剧烈咳嗽等;对于长期便秘的个体应采取辨证论治思路长期用药(如麻仁润肠丸、芪蓉润肠口服液、香砂枳术丸、越鞠保和丸等);情志因素常为本病的诱发因素,对于已经存在脑动脉瘤、动脉血管夹层或烟雾病的患者,保持情绪稳定至关重要。

不少尸检材料证实,患者生前曾患动脉瘤但未曾破裂出血,说明存在危险因素并不一定完全会出血,预防动脉瘤破裂有着非常重要的意义。应当强调的是,蛛网膜下腔出血常在首次出血后2周再次发生出血且常常危及生命,故对已出血患者积极采取有效措施进行整体调节并及时给予恰当的对症治疗,对预防再次出血至关重要。

第三节　短暂性脑缺血发作

短暂性脑缺血发作(transient ischemic attack,TIA)是指因脑血管病变引起的短暂性、局限性脑功能缺失或视网膜功能障碍。临床症状一般持续10～20分钟,多在1小时内缓解,最长不超过24小时,不遗留神经功能缺失症状,结构性影像学(CT、MRI)检查无责任病灶。凡临床症状持续超过1小时且神经影像学检查有明确病灶者不宜称为TIA。

1975年,曾将TIA定义限定为24小时,这是基于时间的定义。2002年,美国TIA工作组提出了新的定义,即由于局部脑或视网膜缺血引起的短暂性神经功能缺损发作,典型临床症状持续不超过1小时,且无急性脑梗死的证据。TIA新的基于组织学的定义以脑组织有无损伤为基础,更有利于临床医师及时进行评价,使急性脑缺血能得到迅速干预。

流行病学统计表明,15%的脑卒中患者曾发生过TIA。不包括未就诊的患者,美国每年TIA发作人数估计为20万～50万人。TIA发生脑卒中率明显高于一般人群,TIA后第1个月内发生脑梗死者占4%～8%;1年内12%～13%;5年内增至24%～29%。TIA患者发生脑卒中在第1年内较一般人群高13～16倍,是最严重的"卒中预警"事件,也是治疗干预的最佳时机,频发TIA更应以急诊处理。

一、病因与发病机制

(一)病因

TIA病因各有不同,主要是动脉粥样硬化和心源性栓子。多数学者认为微栓塞或血流动力学障碍是TIA发病的主要原因,90%左右的微栓子来源于心脏和动脉系统,动脉粥样硬化是50岁以上患者TIA的最常见原因。

(二)发病机制

TIA的真正发病机制至今尚未完全阐明。主要有血流动力学改变学说和微栓子学说

1.血流动力学改变学说

TIA的主要原因是血管本身病变。动脉粥样硬化造成大血管的严重狭窄,

由于病变血管自身调节能力下降,当一些因素引起灌注压降低时,病变血管支配区域的血流就会显著下降,同时又可能存在全血黏度增高、红细胞变形能力下降和血小板功能亢进等血液流变学改变,促进了微循环障碍的发生,而使局部血管无法保持血流量的恒定,导致相应供血区域 TIA 的发生。血流动力学型 TIA 在大动脉严重狭窄基础上合并血压下降,导致远端一过性脑供血不足症状,当血压回升时症状可缓解。

2.微栓子学说

大动脉的不稳定粥样硬化斑块破裂,脱落的栓子随血流移动,阻塞远端动脉,随后栓子很快发生自溶,临床表现为一过性缺血发作。动脉的微栓子来源最常见的部位是颈内动脉系统。心源性栓子为微栓子的另一来源,多见于心房颤动、心瓣膜疾病及左心室血栓形成。

3.其他学说

脑动脉痉挛、受压学说,如脑血管受到各种刺激造成的痉挛或由于颈椎骨质增生压迫椎动脉造成缺血;颅外血管盗血学说,如锁骨下动脉严重狭窄,椎动脉脑血流逆行,导致颅内灌注不足等。

TIA 常见的危险因素包括高龄、高血压、抽烟、心脏病(冠心病、心律失常、充血性心力衰竭、心脏瓣膜病)、高血脂、糖尿病和糖耐量异常、肥胖、不健康饮食、体力活动过少、过度饮酒、口服避孕药或绝经后雌激素的应用、高同型半胱氨酸血症、抗心磷脂抗体综合征、蛋白 C/蛋白 S 缺乏症等。

二、病理

发生缺血部位的脑组织常无病理改变,但部分患者可见脑深部小动脉发生闭塞而形成的微小梗死灶,其直径常<1.5 mm。主动脉弓发出的大动脉、颈动脉可见动脉粥样硬化性改变、狭窄或闭塞。颅内动脉也可有动脉粥样硬化性改变,或可见动脉炎性浸润。另外可有颈动脉或椎动脉过长或扭曲。

三、临床表现

TIA 多发于老年人,男性多于女性。发病突然,恢复完全,不遗留神经功能缺损的症状和体征,多有反复发作的病史。持续时间短暂,一般为 10~15 分钟,颈内动脉系统平均为 14 分钟,椎-基底动脉系统平均为 8 分钟,每天可有数次发作,发作间期无神经系统症状及阳性体征。颈内动脉系统 TIA 与椎-基底动脉系统 TIA 相比,发作频率较少,但更容易进展为脑梗死。

TIA 神经功能缺损的临床表现依据受累的血管供血范围而不同,临床常见的神经功能缺损有以下两种。

(一)颈动脉系统 TIA

最常见的症状为对侧面部或肢体的一过性无力和感觉障碍、偏盲,偏侧肢体或单肢的发作性轻瘫最常见,通常以上肢和面部较重,优势半球受累可出现语言障碍。单眼视力障碍为颈内动脉系统 TIA 所特有,短暂的单眼黑蒙是颈内动脉分支——眼动脉缺血的特征性症状,表现为短暂性视物模糊、眼前灰暗感或云雾状。

(二)椎-基底动脉系统 TIA

常见症状为眩晕、头晕、平衡障碍、复视、构音障碍、吞咽困难、皮质性盲和视野缺损、共济失调、交叉性肢体瘫痪或感觉障碍。脑干网状结构缺血可能由于双下肢突然失张力,造成跌倒发作。颞叶、海马、边缘系统等部位缺血可能出现短暂性全面性遗忘症,表现为突发的一过性记忆丧失,时间、空间定向力障碍,患者有自知力,无意识障碍,对话、书写、计算能力保留,症状可持续数分钟至数小时。

血流动力学型 TIA 与微栓塞型 TIA 在临床表现上也有所区别(表 3-3)。

表 3-3　血流动力学型 TIA 与微栓塞型 TIA 的临床鉴别要点

临床表现	血流动力学型	微栓塞型
发作频率	密集	稀疏
持续时间	短暂	较长
临床特点	刻板	多变

四、辅助检查

治疗的结果与确定病因直接相关,辅助检查的目的就在于确定病因及危险因素。

(一)TIA 的神经影像学表现

普通 CT 和 MRI 扫描正常。MRI 灌注成像(PWI)表现可有局部脑血流减低,但不出现 DWI 的影像异常。TIA 作为临床常见的脑缺血急症,要进行快速的综合评估,尤其是 MRI 检查(包括 DWI 和 PWI),以便鉴别脑卒中、确定半暗带、制订治疗方案和判断预后。CT 检查可以排除脑出血、硬膜下血肿、脑肿瘤、动静脉畸形和动脉瘤等临床表现与 TIA 相似的疾病,必要时需行腰椎穿刺以排除蛛网膜下腔出血。CT 血管成像、MRA 有助于了解血管情况。梗死型 TIA 的概念是指临床表现为 TIA,但影像学上有脑梗死的证据,早期的 MRI 弥散成像检查发现,20%～40%临床上表现为 TIA 的患者存在梗死灶。但实际上根据 TIA 的新概念,只要出现了梗死灶就不能诊断为 TIA。

(二)血浆同型半胱氨酸检查

血浆同型半胱氨酸(hcy)浓度与动脉粥样硬化程度密切相关,血浆 hcy 水平升高是全身性动脉硬化的独立危险因素。

(三)其他检查

TCD 检查可发现颅内动脉狭窄,并且可进行血流状况评估和微栓子检测。血常规和生化检查也是必要的,神经心理学检查可能发现轻微的脑功能损害。双侧肱动脉压、桡动脉搏动、双侧颈动脉及心脏有无杂音、全血和血小板检查、血脂、空腹血糖及糖耐量、纤维蛋白原、凝血功能、抗心磷脂抗体、心电图、心脏及颈动脉超声、TCD、DSA 等,有助于发现 TIA 的病因和危险因素、评判动脉狭窄程度、评估侧支循环建立程度和进行微栓子的检测;有条件时应考虑经食管超声心动图检查,可能发现卵圆孔未闭等心源性栓子的来源。

五、诊断与鉴别诊断

(一)诊断

诊断只能依靠病史,根据血管分布区内急性短暂神经功能障碍与可逆性发作特点,结合 CT 排除出血性疾病可考虑 TIA。确立 TIA 诊断后应进一步进行病因、发病机制的诊断和危险因素分析。TIA 和脑梗死之间并没有截然的区别,两者应被视为一个疾病动态演变过程的不同阶段,应尽可能采用"组织学损害"的标准界定两者。

(二)鉴别诊断

鉴别需要考虑其他可以导致短暂性神经功能障碍发作的疾病。

1.局灶性癫痫后出现的 Todd 麻痹

局限性运动性发作后可能遗留短暂的肢体无力或轻偏瘫,持续 0.5～36 小时后可消除。患者有明确的癫痫病史,EEG 可见局限性异常,CT 或 MRI 可能发现脑内病灶。

2.偏瘫型偏头痛

偏瘫型偏头痛多于青年期发病,女性多见,可有家族史,头痛发作的同时或过后出现同侧或对侧肢体不同程度瘫痪,并可在头痛消退后持续一段时间。

3.晕厥

晕厥为短暂性弥漫性脑缺血、缺氧所致,表现为短暂性意识丧失,常伴有面色苍白、大汗、血压下降,EEG 多数正常。

4.梅尼埃病

发病年龄较轻,发作性眩晕、恶心、呕吐可与椎-基底动脉系统 TIA 相似,反复发作常合并耳鸣及听力减退,症状可持续数小时至数天,但缺乏中枢神经系统定位体征。

5.其他

血糖异常、血压异常、颅内结构性损伤(如肿瘤、血管畸形、硬膜下血肿、动脉瘤等)、多发性硬化等,也可能出现类似 TIA 的临床症状。临床上可以依靠影像学资料和实验室检查进行鉴别诊断。

六、治疗

TIA 是缺血性血管病变的重要部分。TIA 既是急症,也是预防缺血性血管病变的最佳和最重要时机。TIA 的治疗与二级预防密切结合,可减少脑卒中及其他缺血性血管事件发生。TIA 症状持续 1 小时以上,应按照急性脑卒中流程进行处理。根据 TIA 病因和发病机制的不同,应采取不同的治疗策略。

(一)控制危险因素

TIA 需要严格控制危险因素,包括调整血压、血糖、血脂、同型半胱氨酸,以及戒烟、治疗心脏疾病、避免大量饮酒、有规律的体育锻炼、控制体重等。已经发生 TIA 的患者或高危人群可长期服用抗血小板药物。肠溶阿司匹林为目前最主要的预防性用药之一。

(二)药物治疗

1.抗血小板聚集药物

阻止血小板活化、黏附和聚集,防止血栓形成,减少动脉-动脉微栓子。常用药物如下。

(1)阿司匹林肠溶片:通过抑制环氧化酶减少血小板内花生四烯酸转化为 TXA_2 防止血小板聚集,各国指南推荐的标准剂量不同,我国指南的推荐剂量为 75~150 mg/d。

(2)氯吡格雷(75 mg/d):也是被广泛采用的抗血小板药,通过抑制血小板表面的 ADP 受体阻止血小板积聚。

(3)双嘧达莫:为血小板磷酸二酯酶抑制剂,缓释剂可与阿司匹林联合使用,效果优于单用阿司匹林。

2.抗凝治疗

考虑存在心源性栓子的患者应予抗凝治疗。抗凝剂种类很多,肝素、低分子量肝素、口服抗凝剂(如华法林、香豆素)等均可选用,但除低分子量肝素外,其他抗凝剂如肝素、华法林等应用过程中应注意检测凝血功能,以避免发生出血不良反应。低分子量肝素,每次 4 000～5 000 U,腹部皮下注射,每天 2 次,连用 7～10 天,与普通肝素比较,生物利用度好,使用安全。口服华法林6～12 mg/d,3～5 天后改为 2～6 mg/d 维持,目标国际标准化比值范围为 2.0～3.0。

3.降压治疗

血流动力学型 TIA 的治疗以改善脑供血为主,慎用血管扩张药物,除抗血小板聚集、降脂治疗外,需慎重管理血压,避免降压过度,必要时可给予扩容治疗。在大动脉狭窄解除后,可考虑将血压控制在目标值以下。

4.生化治疗

防治动脉硬化及其引起的动脉狭窄和痉挛以及斑块脱落的微栓子栓塞造成 TIA。主要用药有:维生素 B_1,每次 10 mg,3 次/天;维生素 B_2,每次 5 mg,3 次/天;维生素 B_6,每次 10 mg,3 次/天;复合维生素 B,每次 10 mg,3 次/天;维生素 C,每次 100 mg,3 次/天;叶酸片,每次 5 mg,3 次/天。

(三)手术治疗

颈动脉剥脱术(CEA)和颈动脉支架治疗(CAS)适用于症状性颈动脉狭窄 70%以上的患者,实际操作上应从严掌握适应证。仅为预防脑卒中而让无症状的颈动脉狭窄患者冒险手术不是正确的选择。

七、预后与预防

(一)预后

TIA 可使发生缺血性脑卒中的危险性增加。传统观点认为,未经治疗的 TIA 患者约 1/3 发展成脑梗死,1/3 可反复发作,另 1/3 可自行缓解。但如果经过认真细致的中西医结合治疗应会减少脑梗死的发生比例。一般第一次 TIA 后,10%～20%的患者在其后90 天出现缺血性脑卒中,其中 50%发生在第 1 次 TIA 发作后 24～28 小时。预示脑卒中发生率增高的危险因素包括高龄、糖尿病、发作时间超过 10 分钟、颈内动脉系统 TIA 症状(如无力和语言障碍);椎-基底动脉系统 TIA 发生脑梗死的比例较少。

(二)预防

近年来以中西医结合治疗本病的临床研究证明,在注重整体调节的前提下,病证结合,中医学辨证论治能有效减少 TIA 发作的频率及程度并降低形成脑梗死的危险因素,从而起到预防脑血管病事件发生的作用。

第四节　脑动脉硬化症

脑动脉硬化症是指在全身动脉硬化的基础上,脑部血管的弥漫性硬化、管腔狭窄及小动脉闭塞,供应脑实质的血流减少,神经细胞变性而引起的一系列神经与精神症状。本病发病年龄大多在 50 岁以上。脑动脉硬化的好发部位多位于颈动脉分叉水平,而颈总动脉的起始部很少发生。

一、病因及发病机制

该病病因尚未完全明了,大多数学者认为与下列因素有关。

(一)脂质代谢障碍和内膜损伤

脂质代谢障碍和内膜损伤是导致动脉粥样硬化最早和最主要的原因。早期病变发生于内膜,大量中性脂肪、胆固醇由浆中移出而沉积于血管壁的内膜上形成粥样硬化斑块。

(二)血流动力学因素的作用

脂质进入和移出内膜的速度经常处于动态的平衡。但在动脉分叉处、弯曲处、动脉成角、转向处或内膜表面不规则时,可影响血液的流层,使血液汹涌而形成旋涡流、湍流,由于高切应力和湍流的机械性损伤,致使内膜进一步损伤。血浆中的脂质向损伤的内膜移动占优势,致使高浓度的乳糜微粒及脂蛋白多聚在这一区域,加速动脉粥样硬化的发生及发展。

(三)血小板聚集作用

近年来应用扫描电子显微镜的研究发现,血小板易在动脉分叉处聚集,血小板与内皮细胞的相互作用而使内膜发生损伤,血小板在内皮细胞损伤处容易黏附,继而聚集,其结果是血小板血栓形成。

(四)高密度脂蛋白与动脉粥样硬化

高密度脂蛋白(HDL)与乳糜微粒(CM)及极低密度脂蛋白(VLDL)的代谢途径有密切关系。现已发现动脉粥样硬化患者血清高密度脂蛋白降低,故认为高密度脂蛋白降低可导致动脉粥样硬化。

(五)高血压与动脉粥样硬化

高血压是动脉粥样硬化的重要因素,患有高血压时,由于血流冲击,使动脉壁承受很强的机械压力,可促进动脉粥样硬化的发生和发展。

二、病理生理

动脉硬化早期,在动脉的内膜上出现数毫米大小的黄色脂点或出现数厘米长的黄色脂肪条。病变进一步发展则形成纤维斑块,斑块表面可破溃形成溃疡出血,亦可形成附壁血栓,可使动脉管腔变细甚至闭塞。

三、临床表现

(一)早期

脑动脉粥样硬化发展缓慢,呈进行性加重,早期表现类似神经衰弱,患者有头痛、头胀、头部压紧感,还可有耳鸣、眼花、心悸、失眠、记忆力减退、烦躁以及易疲倦等症状,头晕、头昏、嗜睡以及精神状态的改变。逐渐出现对各种刺激的感觉过敏,情绪易波动,有时激动、焦虑、紧张、恐惧、多疑,有时又出现对周围事物无兴趣、淡漠及颓丧、伤感,对任何事情感到无能为力、不果断。并常伴有自主神经功能障碍,如手足发冷、局部出汗,皮肤划纹征阳性。脑动脉粥样硬化时可引起脑出血,临床上可发生眩晕、昏厥等症状,并可有短暂性脑缺血发作。

(二)进展期

随着病情的进展,患者可出现许多严重的神经精神症状及体征,其临床表现有以下几类。

(1)动脉硬化性帕金森病:患者面部缺乏表情,发音低而急促,直立时身体向前弯,四肢强直而肘关节略屈曲,手指震颤而呈搓丸样,步伐小而身体向前冲,称为"慌张步态"。其他症状尚有出汗多,皮脂溢出多,言语障碍、流口水多、吞咽费力等。少数患者晚期可出现痴呆。

(2)脑动脉硬化痴呆:患者缓慢起病,呈阶梯性智能减退,早期患者可出现神经衰弱综合征,逐渐出现近记忆力明显减退,而人格、远记忆力、判断、计算力尚能在一段时间内保持完整。患者情绪不稳,易激惹、喜怒无常、夜间可出现谵妄或失眠,有时出现强哭、强笑或情绪淡漠,最后发展为痴呆。

(3)假性延髓性麻痹:其临床特征为构音障碍、吞咽困难,饮水呛咳,面无表情,轻度情绪刺激表现为反应过敏以及不能控制的强哭、强笑或哭笑相似而不易分清,这种情感障碍系病变侵犯皮质丘脑阻塞所致。

(4)脑神经损害:脑动脉硬化后僵硬的动脉可压迫脑底部的脑神经而使其功能发生障碍,如双鼻侧偏盲、三叉神经痛性抽搐、双侧展或面神经瘫痪,或引起一侧面肌痉挛等症状。

(5)脑动脉硬化:神经系统所出现的体征临床上可出现一些原始反射,如强握反射、口舌动作等。同时可伴有皮质高级功能的障碍,如语言障碍、吐词困难,对词的短暂记忆丧失,命名不能、失用,亦出现体像障碍、皮质感觉障碍,锥体束损害以及脑干、脊髓损害的症状。另外,还可出现括约肌功能障碍,如尿潴留或失禁,大便失禁等。脑动脉硬化症还可引起癫痫发作,其发作形式可为杰克森(Jackson)发作、钩回发作或全身性大发作。

四、辅助检查

(一)血生化测定

患者血胆固醇增高,低密度脂蛋白增高,高密度脂蛋白降低,血甘油三酯增高,血 β-脂蛋白增高,约 90%以上的患者表现为 Ⅱ 或 Ⅳ 型高脂血症。

(二)数字减影

动脉造影可显示脑动脉粥样硬化所造成的动脉管腔狭窄或动脉瘤病变。脑动脉造影显示动脉异常弯曲和伸长。动脉内膜存在有动脉粥样硬化斑,使动脉管腔变的不规则,呈锯齿状,最常见于颈内动脉虹吸部,亦可见于大脑中、前、后动脉。

(三)经颅多普勒检查

根据所测颅内血管的血流速度、峰值、频宽、流向,判断出血管有无狭窄和闭塞。

(四)CT 扫描及 MRI 检查

CT 及 MRI 可显示脑萎缩及多发性腔隙性梗死(图 3-1、图 3-2)。

(五)眼底检查

40%左右的患者有视网膜动脉硬化症,表现为动脉迂曲,动脉直径变细不均,动脉反光增强,呈银丝样改变以及动静脉交叉压迹等。

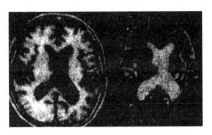

图 3-1 弥漫性脑萎缩

T_1 及 T_2 加权像,脑室系统扩大脑沟池增宽,左侧明显

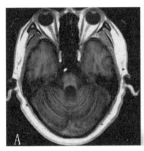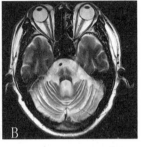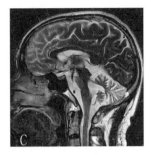

图 3-2 脑桥小脑萎缩

$T_1WI(A)$ 和 $T_2WI(B)$ 为横断位,$T_2W(C)$ 为矢状位,脑桥、橄榄、小脑萎缩,

脑桥、橄榄腹侧变平,桥前池扩大,四脑室扩张;脑桥见"十字"征(B)

五、诊断

(1)年龄在 45 岁以上。

(2)初发高级神经活动不稳定的症状或脑弥漫性损害症状。

(3)有全身动脉硬化,如眼底动脉硬化Ⅱ级以上或主动脉弓增宽及颞动脉或桡动脉较硬以及冠心病等。

(4)神经系统阳性体征如腱反射不对称,掌颌反射阳性及吸吮反射阳性等。

(5)血清胆固醇增高。

(6)排除其他脑病。

上述 6 项为诊断脑动脉硬化的最低标准。可根据身体任何部位的动脉硬化症状,如头部动脉的硬化,精神、神经症状呈缓慢进展,伴以短暂性脑卒中样发作,或有轻重不等的较广泛的神经系统异常。有脑神经、锥体束和锥体外系损害,并除外颅内占位性病变,结合实验室检查可以做出临床诊断。

六、鉴别诊断

本病应与以下疾病相鉴别。

(一)神经衰弱综合征

脑动脉硬化发病多在 50 岁以后,没有明显的精神因素,临床表现以情感脆弱、近记忆减退为突出症状。此外,表现为思维活动迟钝,工作能力下降,眼底动脉硬化及血脂明显增高均可与神经衰弱鉴别。

(二)老年痴呆

脑动脉硬化症晚期可出现痴呆,故应与老年痴呆相鉴别(表 3-4)。

表 3-4　脑动脉硬化性痴呆与老年痴呆的鉴别

项目	脑动脉硬化性痴呆	老年痴呆
发病年龄	50～75 岁	70～75 岁
病理改变	多发性脑微梗死灶	脑组织中老年斑与神经纤维缠结
高血压动脉硬化	常有,起决定性作用	或无,不起决定性作用
情感障碍	脆弱,哭笑无常	淡漠,反应迟钝
人格改变	有,相对较完整	迅速衰退
记忆力	有,近事遗忘	十分突出,远近事记忆均障碍
定向力	有	时间、地点、人物定向均差
智能障碍	选择性或镶嵌性衰退	全面衰退
自知力	保持较久	早期丧失
定位特征	常有,明显	无特异性
进展情况	阶梯或进展	迅速加重而死亡

(三)颅内占位性病变

颅内占位性病变如脑瘤、转移瘤、硬脑膜下血肿。颅内占位性病变常缺乏血管硬化的体征,多伴有进行性颅内压增高及脑脊液蛋白高的表现。CT 扫描或 MRI 检查可加以鉴别。

(四)躯体性疾病

躯体性疾病如营养障碍、严重贫血、内分泌疾病、心肺疾病伴缺氧和二氧化碳潴留、肾脏疾病伴尿毒症、慢性充血性心力衰竭、低血糖、脑积水等,均应加以鉴别。以上各种疾病可根据临床特征、辅助检查加以鉴别。

七、治疗

(一)一般防治措施

(1)合理饮食:食用低胆固醇、低动物性脂肪食物,如瘦肉、鱼类、低脂奶类。

提倡饮食清淡，多食富含维生素 C(新鲜蔬菜、瓜果)和植物蛋白(豆类及其制品)的食物。

(2)适当的体力劳动和体育锻炼：对预防肥胖，改善循环系统的功能和调整血脂的代谢有一定的帮助，是预防本病的一项积极措施。

(3)生活要有规律：合理安排工作和生活，保持乐观，避免情绪激动和过度劳累，要有充分的休息和睡眠，在生活中不吸烟、不饮酒。

(4)积极治疗有关疾病如高血压、糖尿病、高脂血症、肝肾及内分泌疾病等。

(二)降低血脂

高脂血症经用体育疗法、饮食疗法仍不降低者，可选用降脂药物治疗。

(1)氯贝丁酯(安妥明)：0.25～0.5 g，3 次/天，口服。病情稳定后应酌情减量维持。其能降低甘油三酯，升高高密度脂蛋白。少数患者可出现荨麻疹或肝、肾功能变化，需定期检查肝肾功能。

(2)二甲苯氧庚酸(吉非罗齐，诺衡)：300 mg，3 次/天，口服。其效果优于氯贝丁酯，有降低甘油三酯、胆固醇，升高高密度脂蛋白的作用。不良反应同氯贝丁酯。

(3)非诺贝特(普鲁脂芬)：0.1 g，3 次/天，口服。它是氯贝丁酯的衍生物，血尿半衰期较长，作用较氯贝丁酯强，能显著降低甘油三酯和血浆胆固醇，显著升高血浆高密度脂蛋白。不良反应较轻，少数病例出现血清谷丙转氨酶及血尿素氮暂时性轻度增高，停药后即恢复正常。原有肝肾功能减退者慎用，孕妇禁用。

(4)普罗布考(丙丁酚)：500 mg，3 次/天，口服。能阻止肝脏中胆固醇的乙酰乙酸生物合成，降低血胆固醇。

(5)亚油酸：300 mg，3 次/天，口服，或亚油酸乙酯 1.5～2 g，3 次/天，口服。其为不饱和脂肪酸，能抑制脂质在小肠的吸收与合成，影响血浆胆固醇的分布，使其较多地向血管壁外的组织中沉积，降低血管中胆固醇的含量。

(6)考来烯胺(消胆胺)：4～5 g，3 次/天，口服。因其是阴离子交换树脂，服后与胆汁酸结合，断绝胆酸与肠-肝循环，促使肝中胆固醇分解成胆酸，与肠内胆酸一同排出体外，使血胆固醇下降。

(7)弹性酶(胰肽酶)：每片 150～200 U，1～2 片，3 次/天，口服。服 1 周后见效，8 周达高峰。它能水解弹性蛋白及糖蛋白等，能阻止胆固醇沉积在动脉壁上，并能提高脂蛋白脂酶活性，能分解乳糜微粒，降低血浆胆固醇。无不良反应。

(8)冠心舒(脑心舒)：20 mg，3 次/天，口服。其是从猪十二指肠提取的糖胺多糖类药物，能显著地降低血浆胆固醇和甘油三酯，促进纤维蛋白溶解，抗血栓形成。对一过性脑缺血发作、脑血栓、椎-基底动脉供血不足等有明显疗效。

(9)吡卡酯(安吉宁,吡醇氨酯):250～500 mg,3 次/天,口服。6 个月为 1 个疗程。能减少血管壁上胆固醇的沉积,减少血管内皮损伤,防止血小板聚集。不良反应较大,有胃肠道反应,少数病例有肝功能损害。

(10)月见草油:1.2～2 g,3 次/天,口服。本品是含亚油酸的新药,为前列腺素前体,具有降血脂,降胆固醇,抗血栓作用。不良反应小,偶见胃肠道反应。

(11)多烯康胶丸:每丸 0.3 g 或 0.45 g,每次 1.2～1.5 g,3 次/天,口服。为我国首创的富含二十碳五烯酸(EPA)和二十二碳六烯酸(DAH)的浓缩鱼油。其含 EPA 和 DAH 达 70%以上,降低血甘油三酯总有效率为 86.5%,降低血胆固醇总有效率为 68.6%,并能显著抑制血小板聚集和阻止血栓形成,长期服用无毒副反应,而且疗效显著。

(12)甘露醇烟酸酯片:400 mg,3 次/天,口服。是我国生产的降血脂、降血压的新药。降血甘油三酯的有效率达 75%,降舒张压的有效率达 93%,使头痛、头晕、烦躁等症状得到改善。

(13)其他维生素 C、维生素 B、维生素 E、烟酸等药物。

(三)扩血管药物

扩血管药物可解除血管运动障碍,改善血循环,主要作用于血管平滑肌。

(1)盐酸罂粟碱:可改善脑血流,60～90 mg,加入 5%葡萄糖液或低分子右旋糖酐 500 mL 中静脉滴注,1 次/天,7～10 天为 1 个疗程。或 30～60 mg,1～2 次/天,肌内注射。

(2)己酮可可碱:0.1 g,3 次/天,口服。除扩张毛细血管外,还增进纤溶活性,降低红细胞上的脂类及黏度,改善红细胞的变形性。

(3)盐酸倍他啶、烟酸、山莨菪碱、血管舒缓素等均属常用扩血管药物。

(四)钙通道阻滞剂

其作用机制有:①扩张血管,增加脑血流量,阻滞 Ca^{2+} 跨膜内流。②抗动脉粥样硬化,降低胆固醇。③抗血小板聚集,减低血黏度,改善微循环。④保护细胞,避免脑缺血后神经元细胞膜发生去极化。⑤维持红细胞变形能力,是影响微循环中血黏度的重要因素。

(1)尼莫地平:30 mg,2～3 次/天,口服。

(2)尼卡地平:20 mg,3 次/天,口服,3 天后渐增到每天 60～120 mg,不良反应为少数人思睡、头晕、倦怠、恶心、腹胀等,减量后即可消失,一般不影响用药。

而肝肾功能差和低血压者慎用,颅内出血急性期、妊娠、哺乳期患者禁用。

(3)地尔硫䓬(硫氮䓬酮):30 mg,3 次/天,口服。不良反应为面红、头痛、心动过速、恶心、便秘、个别患者有转氨酶暂时升高。孕妇慎用,心房颤动、心房扑动者禁用。注意不可嚼碎药片。

(4)氟桂利嗪:5～10 mg 或 6～12 mg,1 次/天,顿服。不良反应为乏力、头晕、嗜睡、脑脊液压力增高,故颅内压增高者禁用。

(5)桂利嗪(脑益嗪):25 mg,3 次/天,口服。

(五)抗血小板聚集药物

因为血小板在动脉粥样硬化者体内活性增高,并释放平滑肌增生因子使血管内膜增生。升高血中半胱氨酸,导致血管内皮损伤,脂质易侵入内膜,吞噬大量的低密度脂蛋白的单核-巨噬细胞,在血管壁内转化为泡沫细胞,而形成动脉粥样硬化病变,因此抗血小板治疗是防治脑血管病的重要措施。

(1)肠溶阿司匹林(乙酰水杨酸):50～300 mg,1 次/天,口服,是花生四烯酸代谢中环氧化酶抑制剂,能减少环内过氧化物,降低血栓素 Az 合成。

(2)二十碳五烯酸:1.4～1.8 g,3 次/天,口服。它在海鱼中含量较高,是一种多烯脂肪酸。在代谢中可与花生四烯酸竞争环氧化酶,减少血栓烷 A 的合成。

(3)银杏叶胶囊(或银杏口服液):能扩张脑膜动脉和冠状动脉,使脑血流量和冠脉流量增加,并能抗血小板聚集,降血脂及降低血浆黏稠度,达到改善心脑血循环的功能。银杏叶胶囊 2 丸,3 次/天,口服。银杏口服液 10 mL,3 次/天,口服。

(4)双嘧达莫(潘生丁):50 mg,3 次/天,口服。能使血小板环磷腺苷增高,延长血小板的寿命,抑制血小板聚集,扩张心脑血管等。

(5)藻酸双酯钠:0.1 g,3 次/天,口服。也可 0.1～0.2 g 静脉滴注。具有显著的抗凝血、降血脂、降低血黏度及改善微循环的作用。

(六)脑细胞活化剂

脑动脉硬化时,可引起脑代谢障碍,导致脑功能低下,为了恢复脑功能和改善临床症状,常用以下药物。

(1)胞磷胆碱:0.2～0.5 g,静脉注射或加用 5%～10% 葡萄糖后静脉滴注,5～10 天为 1 个疗程。或 0.1～0.3 g/d,分 1～2 次肌内注射。它能增强与意识有关的脑干网状结构功能,兴奋锥体束,促进受伤的运动功能的恢复,还能增强脑血管的张力及增加脑血流量,增强细胞膜的功能,改善脑代谢。

（2）甲磺双氢麦角胺（舒脑宁）1支（0.3 mg），1次/天，肌内注射，或1片（2.5 mg），2次/天，口服。其为最新脑细胞代谢机能改善剂。它能作用于血管运动中枢，抑制血管紧张，促进循环功能，能使脑神经细胞的功能再恢复，促使星状细胞摄取充足的营养素，使氧、葡萄糖等能量输送到脑神经细胞，从而改善脑神经细胞新陈代谢。

（3）素高捷疗：0.2～0.4 g，1次/天，静脉注射，或加入5％葡萄糖中静脉滴注，15天为1个疗程。可激发及加快修复过程。在供氧不足的状态下，改善氧的利用率，并促进养分穿透入细胞。提高与能量调节有关的代谢率。

（4）艾地苯醌（维伴）：30 mg，3次/天，口服。能改善脑缺血的脑能量代谢（包括激活脑线粒体、呼吸活性、改善脑内葡萄糖利用率），改善脑功能障碍。

第四章

脑神经疾病

第一节　三叉神经痛

一、概述

三叉神经痛是指原因未明的三叉神经分布范围内的突发性、短暂性、反复性及刻板性的剧烈的疼痛。

三叉神经痛常见于中年女性。该病的发病率为(5.7～8.1)/10万。患病率45.1/10万。

二、病因及发病机制

三叉神经痛的病因及发病机制目前还不清楚。

(一)周围病变学说

有的学者根据手术、尸体解剖或MRA检查的资料,发现很多三叉神经痛的患者在三叉神经入脑桥的地方有异常的血管网压迫,刺激三叉神经根,从而产生疼痛。

(二)中枢性学说

根据患者的发作具有癫痫发作的特点,学者认为患者的病变是在中枢神经系统,是与面部疼痛有关的丘脑-皮质-三叉神经脊束核的刺激性病变所致。

(三)短路学说

三叉神经进入脑桥有一段无髓鞘区,由于受血管压迫等因素的作用,可以造成无髓鞘的神经纤维紧密的结合,在这些神经纤维之间形成假性"突触",相邻神经纤维之间的传入、传出冲动之间发生"短路"（传入、传出的冲动由于"短路"，而都可以成为传入的信号）冲动的叠加，容易达到神经元的痛阈，诱发疼痛。

三、病理

有关三叉神经痛的病理报道很少。有的研究发现，患者的三叉神经节细胞有变性，轴突有增生，其髓鞘有节段性的脱失等。

四、临床表现

(一)发病情况

常见于 50 岁左右的女性患者，男女患者的比例为 1：3。

(二)疼痛部位

三叉神经一侧的下颌支疼痛最为常见，其次是上颌支、眼支。有部分患者可以累及两支（多为下颌支和上颌支）甚至 3 支（有的学者提出，如果疼痛区域在三叉神经第一支，尤其是单独影响三叉神经第一支的，诊断三叉神经痛要特别慎重!）。

(三)疼痛特点

疼痛具有突发性、短暂性、反复性及刻板性的特点。发作前没有先兆，突然发作，发作常常持续数秒，很少超过 2 分钟，每次发作的疼痛性质及部位固定，疼痛的程度剧烈，患者难以忍受，疼痛的性质常常为电击样、刀割样。

(四)伴随症状

疼痛发作时可伴有面部潮红、流泪、结膜充血。

(五)疼痛的扳机点

患者疼痛的发作常常可以由触摸、刺激（如说话、咀嚼、洗脸、刷牙）以下部位诱发：口角、面颊、鼻翼。

(六)诱发因素

因吞咽动作能诱发疼痛，所以可摄取流食。与舌咽神经痛不同，因睡眠中吞咽动作不能诱发疼痛，故睡眠中不出现疼痛发作。温暖时不易疼痛发作，故入浴可预防疼痛发作，也有的患者愿在洗浴中进食。

(七)体征

神经系统检查没有异常的神经系统体征（除刺激"扳机点"诱发疼痛）。

五、诊断及鉴别诊断

(一)诊断

三叉神经痛的诊断根据患者的临床表现,尤其是其发作特点,诊断并不困难。但是要与继发性的三叉神经痛鉴别。继发性三叉神经痛有以下特点:①疼痛的程度常常不如原发性三叉神经痛剧烈,尤其是在起病的初期。②疼痛往往为持续性隐痛、阵痛,阵发性加剧。③有神经系统的阳性体征(尤其是角膜反射的改变、同侧面部的感觉障碍及三叉神经运动支的功能障碍)。常见的继发性三叉神经痛的病因有:鼻咽癌颅内转移、听神经瘤、胆脂瘤及多发性硬化等(表4-1)。

表 4-1　原发性三叉神经痛与继发性三叉神经痛的鉴别

	原发性三叉神经痛	继发性三叉神经痛
病因	不明	鼻咽癌颅内转移、听神经瘤、胆脂瘤等
疼痛程度	剧烈	较轻,常为钝痛
疼痛的范围	局限	常累及整个半侧面部
疼痛的持续时间	短暂	持续性痛
扳机点	有	没有
神经系统体征	无	有

(二)鉴别诊断

三叉神经痛还应与以下几种疾病鉴别。

1.颞下颌关节综合征

常常为一侧面部的疼痛,以颞下颌关节处为甚,颞下颌关节活动可以诱发、加重疼痛。患者张口受限,颞下颌关节有压痛。

2.牙痛

很多三叉神经痛的患者被误诊为牙痛,有的甚至拔了多颗牙。牙痛常常为持续性,进食冷、热食品可以诱发、加重疼痛。

3.舌咽神经痛

该病的发作特点及疼痛的性质与三叉神经痛极其相似,但是疼痛的部位有很大的不同。舌咽神经痛的疼痛部位在舌后部及咽部,说话、吞咽及刺激咽部可以诱发疼痛,所以,常有睡眠中疼痛发作。

4.颞动脉炎

常常见于老年男性,疼痛为一侧颞部的持续性跳痛、胀痛,常常伴有低热、乏力、精神差等全身症状。查体可见患侧颞动脉僵硬,呈"竹筷"样改变。经激素治疗症状可以缓解、消失。

5.偏头痛

此病的发病率远较三叉神经痛的发病率高:常常见于青年女性,疼痛发作前常常有前驱症状,主要表现为乏力、注意力不集中、精神差等。约 65％ 的患者有先兆症状,主要有视觉的先兆,表现为闪光、暗点、视野的改变等。疼痛表现为一侧头部的跳痛,发作以后,疼痛的程度渐进加重,持续数小时到 72 小时。发作时患者常常有自主神经功能障碍的表现。

六、治疗

(一)药物治疗

目前,三叉神经痛还没有有效的治疗方法。药物治疗控制疼痛的程度及发作的频率仍为首选的治疗方法。药物治疗的原则为个体化原则,从小剂量开始用药,尽量单一用药并适时注意药物的不良反应。

常用的药物有以下几种。

1.卡马西平

由于卡马西平的半衰期为 12～35 小时,故理论上可以每天只服 2 次。常常从小剂量开始:0.1 g,2 次/天,3～5 天后根据患者症状控制的程度来决定加量。每次加 0.1 g(早、晚各 0.05 g),直到疼痛控制为止。卡马西平每天的用量不要超过 1.2 g。

卡马西平常见的不良反应有:头昏、共济运动障碍,尤其是女性发生率更高。长期用药要注意检测血常规及肝功能的变化。此外,卡马西平可以引起过敏,导致剥脱性坏死性皮炎,所以,用药的初期一定要观察有无皮疹。孕妇忌用。

卡马西平是目前报道的治疗三叉神经痛的有效率最高的药物,其有效率据国内外的报道可达 70％～80％。

2.苯妥英钠

苯妥英钠也可以作为治疗三叉神经痛的药物,但是有效率远较卡马西平低。据国内外文献报道,其有效率为 20％～64％。剂量为 0.1 g,口服,3 次/天。效果不佳时可增加剂量,通常每天增加 0.05 g。最大剂量不超过 0.6 g。

苯妥英钠的常见不良反应有头昏、共济运动障碍、肝功能损害及牙龈增生等。

3.托吡酯(妥泰)

托吡酯为一种多重机制的新型抗癫痫药物。近年来,国内外有文献报道,在用以上两种经典的治疗三叉神经痛的药物治疗无效时,可以选用该药。通常可以从 50 mg,2 次/天开始,3～5 天症状控制不明显可以加量,每天加 25 mg,观察 3～5 天,直到症状控制为止。每天的最大剂量不要超过 300 mg。

托吡酯的不良反应极少。常见的不良反应有头昏、食欲下降及体重减轻。国内外还有报道,有的患者用药以后出现出汗障碍。

4.氯硝西泮(氯硝安定)

通常作为备选用的药物。4～6 mg/d。常见的不良反应为头昏、嗜睡、共济运动障碍,尤其在用药的前几天。

5.氯甲酰氮䓬

300 mg/d,分 3 次餐前 30 分钟口服,无效时可增加到 600 mg。该药不良反应发生率高,常见的不良反应有困倦、蹒跚、药疹和粒细胞减少等。有时可见肝功能损害。应用该药治疗应每 2 个月进行 1 次血液检查。

6.中(成)药

如野木瓜片(七叶莲),3 片,4 次/天。梠临床观察,该药单独使用治疗三叉神经痛的有效率不高,但是可以作为以上药物治疗的辅助治疗药物。此外,还有痛宁片,4 片,3 次/天。

7.常用的方剂

(1)麻黄附子细辛汤加味:麻黄、川芎、附子各 20～30 g,细辛、荆芥、蔓荆子、菊花、桃仁、石膏、白芷各 12 g,全虫 10 g。

(2)面痛化解汤:珍珠母 30 g,丹参 15 g,川芎、当归、赤芍、秦艽、钩藤各 12 g,僵蚕、白芷各 10 g,红花、羌活各 9 g,防风 6 g,甘草 5 g,细辛 3 g。

(二)非药物治疗

三叉神经痛的"标准(经典)"治疗为药物治疗,但有以下情况时可以考虑非药物治疗:①经应用各种药物正规的治疗(足量、足疗程)无效;②患者不能耐受药物的不良反应;③患者坚决要求不用药物治疗。非药物治疗的方法有很多,主要原理是破坏三叉神经的传导。常用的方法有以下几种。

1.神经阻滞(封闭)治疗

该方法是用一些药物(如无水乙醇、甘油、酚等),选择地注入三叉神经的某一支或三叉神经半月神经节内。现在由于影像技术的发展,在放射诱导下,可以较准确地将药物注射到三叉神经半月节,达到治疗的作用。由于甘油注射维持时间较长,故目前多采用甘油半月神经节治疗。神经阻滞(封闭)治疗的方法,患者面部的感觉通常能保留,没有明显的并发症。但是复发率较高,尤其是 1 年以后。

2.其他方法的三叉神经半月神经节毁坏术

如用射频热凝、伽马刀治疗等。这些方法的远期疗效目前尚未肯定。

3.手术治疗

(1)周围支切除术：通常只适用于三叉神经第一支疼痛的患者。

(2)显微的三叉神经血管减压术：这是目前正在被大家接受的一种手术治疗方法。该方法具有创伤小、安全、并发症少(尤其是对触觉及运动功能的保留)及有效率高的特点。

(3)三叉神经感觉神经根切断：该方法止痛疗效确切。

(4)三叉神经脊束切断术：目前射线(X 刀、伽马刀等)治疗在三叉神经痛的治疗中以其微创、安全、疗效好越来越受到大家的重视。

4.经皮穿刺微球囊压迫(percutaneous microballoon compression,PMC)

自 Mullan 等 1983 年首次报道使用经皮穿刺微球囊压迫治疗三叉神经痛的技术以来，至今已有大量学者报道他们采用该手段所取得的临床结果。一般认为，PMC 方法与当代使用的微血管减压手术及射频热凝神经根切断术在成功率、并发症及复发率方面都有明显的可比性。其优点是操作简单、安全性高，尤其对于高龄或伴有严重疾病不能耐受较大手术者更是首选方法。其简要的方法：丙芬诱导气管内插管全身麻醉。在整个治疗过程中监测血压和心率。患者取仰卧位，使用 14 号穿刺针进行穿刺，皮肤进入点为口角外侧 2 cm 及上方 0.5 cm。在荧光屏指引下调正方向直至进入卵圆孔。应避免穿透卵圆孔。撤除针芯，放入带细不锈钢针芯的 4 号 Fogarty Catheter 直至其尖端超过穿刺针尖 12～14 cm。去除针芯，在侧位 X 线下用 Omnipaque 造影剂充盈球囊直至凸向颅后窝。参考周围的骨性标志(斜坡、蝶鞍、岩骨)检查和判断球囊的形状及位置；必要时排空球囊并重新调整导管位置，直至获得乳头凸向颅后窝的理想的梨形出现。球囊充盈容量为 0.4～1.0 mL，压迫神经节 3 分钟后，排空球囊，撤除导管，手压穿刺点 5 分钟。该法具有疗效确切、方法简单及不良反应少等优点。

第二节　舌咽神经痛

舌咽神经痛是一种出现于舌咽神经分布区的阵发性剧烈疼痛，疼痛的性质与三叉神经痛相似。本病远较三叉神经痛少见，为 1：（70～85）。

一、病因及发病机制

原发性舌咽神经痛的病因，迄今不明。可能为舌咽及迷走神经的脱髓鞘性病变引起舌咽神经的传入冲动与迷走神经之间发生"短路"所致。以致轻微的触觉刺激即可通过短路传入中枢，中枢传出的脉冲也可通过短路再传入中枢，这些脉冲达到一定总和时，即可激发上神经节及岩神经节、神经根而产生剧烈疼痛。近年来神经血管减压术的开展，发现舌咽神经痛患者椎动脉或小脑后下动脉压迫于舌咽及迷走神经上，解除压迫后症状缓解，这些患者的舌咽神经痛可能与血管压迫有关。造成舌咽神经根部受压的原因可能有多种情况，除血管因素外，还与小脑脑桥角周围的慢性炎症刺激，致蛛网膜炎性改变逐渐增厚，使血管与神经根相互紧靠，促成神经受压的过程。因为神经根部受增厚蛛网膜的粘连，动脉血管也受其粘连发生异位而固定于神经根部敏感区，致使神经受压而缺乏缓冲余地，引起神经的脱髓鞘改变。

继发性原因可能是小脑脑桥角或咽喉部肿瘤，颈部外伤，茎突过长、茎突舌骨韧带骨化等压迫刺激舌咽神经而诱发。

二、临床表现

舌咽神经痛多于中年起病，男女发病率无明显区别，左侧发病高于右侧，偶有双侧发病者。表现为发作性一侧咽部、扁桃体区及舌根部针刺样剧痛，突然开始，持续数秒至数十秒，发作期短，但疼痛难忍，可反射到同侧舌面或外耳深部，伴有唾液分泌增多。说话、反复吞咽、舌部运动、触摸患侧咽壁、扁桃体、舌根及下颌角均可引起发作。2%丁卡因麻醉咽部，可暂时减轻或止住疼痛。按疼痛的部位一般可分为 2 型。

（一）口咽型

疼痛区始于咽侧壁、扁桃体、软腭及舌后 1/3，而后放射到耳区，此型最为多见。

（二）耳型

疼痛区始于外耳、外耳道及乳突，或介于下颌角与乳突之间，很少放射到咽侧，此型少见。疼痛程度轻重不一，有如电击、刀割、针刺，发作短暂，间歇期出数分钟到数月不等，少数甚至长达2～3 年。一般发作期越来越短，痛的时间亦越来越长。严重时可放射到头顶和枕背部。个别患者发生昏厥，可能由于颈动脉窦神经过敏引起心脏停搏所致。

神经系统检查无阳性体征。

三、诊断

根据疼痛发作的性质和特点不难做出本病的临床诊断。有时为了进一步明确诊断,可刺激扁桃体窝的"扳机点",能否诱发疼痛;或用 1‰丁卡因喷雾咽后壁、扁桃体窝等处,如能遏止发作,则可以证实诊断。如果经喷雾上述药物后,舌咽处的疼痛虽然消失,但耳痛却仍然保留,则可封闭颈静静脉孔,若能收效,说明不仅为舌咽神经痛,而且有迷走神经的耳后支参与。

临床表现呈持续性疼痛或有神经系统阳性体征的患者,应当考虑为继发性舌咽神经痛,需要进一步检查明确病因。

四、鉴别诊断

临床上应与三叉神经痛、喉上神经痛、蝶腭神经痛及颅底、鼻咽部和小脑脑桥角肿瘤等病变引起的继发性舌咽神经痛相鉴别。

(一)三叉神经痛

两者的疼痛性质与发作情况完全相似,部位亦与其毗邻,三叉神经第三支疼痛时易与舌咽神经痛相混淆。二者的鉴别点为三叉神经痛位于三叉神经分布区、疼痛较浅表,"扳机点"在睑、唇或鼻翼;说话、洗脸、刮胡须可诱发疼痛发作。舌咽神经痛位于舌咽神经分布区,疼痛较深在,"扳机点"多在咽后壁、扁桃体窝、舌根;咀嚼、吞咽等动作常诱发疼痛发作。

(二)喉上神经痛

喉深部、舌根及喉上区间歇性疼痛,可放射到耳区和牙龈,说话和吞咽动作可以诱发,在舌骨大角间有压痛点。用 1‰丁卡因涂抹梨状窝区及舌骨大角处,或用 2‰普鲁卡因神经封闭,均能完全抑制疼痛等特点可与舌咽神经痛相鉴别。

(三)蝶腭神经节痛

此病的临床表现主要是在鼻根、眼眶周围、牙齿、颜面下部及颞部阵发性剧烈疼痛,其性质似刀割、烧灼及针刺样,并向颌、枕及耳部等放射。每天发作数次至数十次,每次持续数分钟至数小时不等。疼痛发作时多伴有流泪、流涕、畏光、眩晕和鼻塞等,有时伴有舌前 1/3 味觉减退。疼痛发作无明显诱因,也无"扳机点"。用 1‰丁卡因麻醉中鼻甲后上蝶腭神经节处,5 分钟后疼痛即可消失为本病特点。

(四)继发性舌咽神经痛

颅底、鼻咽部及小脑脑桥角肿物或炎症等病变均可引起舌咽神经痛,但多呈持续性痛伴有其他颅神经障碍及神经系统局灶体征。X线颅底拍片,头颅CT扫描及MRI等影像学检查有助于寻找病因。

五、治疗

(一)药物治疗

卡马西平为最常用的药物,苯妥英钠也常用来治疗舌咽神经痛,其他的镇静止痛药物(安定、曲马朵)及传统中草药对该病也有一定的疗效。有研究发现NMDA受体在舌咽神经痛的发病机制中起一定作用,所以NMDA受体阻滞剂可有效地减轻疼痛,如氯胺酮。也有学者报道加巴喷丁可升高中枢神经系统5-HT水平,抑制痛觉,同时参与NMDA受体的调制,在神经病理性疼痛中发挥作用。这些药物为舌咽神经痛的药物治疗开辟了一个新领域。

(二)封闭疗法

维生素 B_{12} 和地塞米松等周围神经封闭偶有良效。有人用95%乙醇或5%酚甘油于颈静脉孔处行舌咽神经封闭。但舌咽神经与颈内动脉、静脉、迷走神经、副神经等相邻,封闭时易损伤周围神经血管,故应慎用。

(三)手术治疗

对发作频繁或疼痛剧烈者,若保守治疗无效可考虑手术治疗。常用的手术方式有以下几种。

1.微血管减压术(MVD)

国内外学者行血管减压术治疗本病收到了良好的效果,因此有学者认为采用神经血管减压术是最佳治疗方案。可保留神经功能,避免了神经切断术所致的病侧咽部干燥、感觉消失和复发之弊端。

2.经颅外入路舌咽神经切断术

术后复发率较高,建议对不能耐受开颅的患者可试用这种方法。

3.经颅舌咽神经切断术

如术中探查没有明显的血管压迫神经,则可选用舌咽神经切断术。

4.经皮穿刺射频热凝术

在CT引导下可大大减少其并发症的发生。另外舌咽神经传入纤维在脑桥处加入了三叉神经的下支,开颅在此毁损可阻止舌咽神经痛的传导通路。

六、预后

舌咽神经痛如不给予治疗,一般不会自然好转,疼痛发作次数频繁,持续时间越来越少,严重影响患者的生活及工作。

第三节　前庭神经元炎

前庭神经元炎亦称为病毒性迷路炎、流行性神经迷路炎或急性迷路炎。常发生于上呼吸道感染后数天之内,临床特征为急性起病的眩晕、恶心、呕吐、眼球震颤和姿势不平衡。炎症仅限局于前庭系统,耳蜗和中枢神经系统均属正常,是一种不伴有听力障碍的眩晕病。

一、病因及发病机制

病因目前仍不明确,通常认为,前庭神经元炎患者发病前常有感染病史。Shimizu 等在57 例前庭神经元炎病例中测定血清各种病毒抗体水平,26 例显示病毒抗体效价升高达 4 倍以上,故推断此病与病毒感染有直接关系。Chen 等研究认为前庭神经元炎主要影响前庭神经上部,其支配水平半规管和前垂直半规管,而后垂直半规管和球囊的功能受前庭神经下部支配而不受影响。Goebel 等以解剖标本作研究认为,前庭神经上部的骨道相对较长,其和小动脉通过相对狭窄的通道,使前庭神经上部更易受到侵袭和可能起迷路缺血性损害。

另外,亦有报道认为,前庭神经遭受血管压迫或蛛网膜粘连,甚至可因内听道狭窄引起前庭神经缺氧变性而发病。Schuknecht 等(1981)认为,糖尿病可引起前庭神经元变性萎缩,导致眩晕反复发作。

二、病理生理

病理学研究显示,一些前庭神经元炎患者前庭神经切断后,可发现前庭神经有孤立或散在的退行性变和再生现象,神经纤维减少,节细胞空泡形成,神经内胶原沉积物增加。

三、临床表现

(1)本病多发生于中年人,两性发病率无明显差异。

(2)起病突然,病前有发热、上感或泌尿道感染病史,多为腮腺炎、麻疹及带状疱疹病毒引起。

（3）临床表现以眩晕最突出,头部转动时眩晕加剧,多于晚上睡醒时突然发作眩晕,数小时达到高峰,伴有恶心、呕吐,可持续数天或数周,多无耳鸣、耳聋,也有报道约 30%病例有耳蜗症状;严重者倾倒、恶心、呕吐、面色苍白。可以一家数人患病,亦有集体发病呈小流行现象。该病一般可以自愈,可能为仅有一次的发作,或在过了 12 个月后有几次后续发作;每次后续发作都不太严重,持续时间较短。

（4）病初有明显的自发性眼震,多为水平性和旋转性,快相向健侧。

（5）前庭功能检查显示单侧或双侧反应减弱,部分病例痊愈后前庭功能恢复正常。

四、辅助检查

（1）眼震电图(ENG)可以客观记录一侧前庭功能丧失的情况,但 ENG 并非必要,因在急性期自发性眼震等客观体征有助于病变定位,患者也难于耐受检查。

（2）可行听力检查排除听力损害。

（3）头颅 MRI,特别要注意内听道检查以排除其他诊断的可能性,如桥小脑角肿瘤,脑干出血或梗死。必要时行增强扫描。

五、诊断

根据感染后突然起病,剧烈眩晕,站立不稳,头部活动时加重,不伴耳鸣、耳聋。前庭功能检查显示单侧或双侧反应减弱,无耳蜗功能障碍;无其他神经系异常症状、体征;预后良好可诊断。

六、鉴别诊断

（一）内耳眩晕病

内耳眩晕病又称梅尼埃病,本病为一突然发作的非炎性迷路病变,具有眩晕、耳聋、耳鸣及眼震等临床特点,有时有患侧耳内闷胀感等症状。多为单耳发病,男女发病率无明显差异,患者多为青壮年,60 岁以上老人发病罕见,近年亦有儿童病例报道。眩晕有明显的发作期和间歇期。发作时患者常不敢睁眼、恶心、呕吐、面色苍白、出汗、甚至腹泻、血压多数偏低等一系列症状。本病病因学说甚多,如变态反应、内分泌障碍、维生素缺乏及精神神经因素等引起自主神经功能紊乱,因之使血管神经功能失调,毛细血管渗透性增加,导致膜迷路积水,蜗管及球囊膨大,刺激耳蜗及前庭感受器时,引起耳鸣、耳聋、眩晕等一系列临床症状。梅尼埃病的间歇期长短不一,从数月到数年,每次发作和程度也不一样。而听力随着发作次数的增加而逐渐减退,最后导致耳聋。

(二)位置性眩晕

眩晕发作常与特定的头位有关,无耳鸣、耳聋。中枢性位置性眩晕,常伴有特定头位的垂直性眼震,且常无潜伏期,反复试验可反复出现,呈相对无疲劳现象。外周性位置性眩晕,又称良性阵发性位置性眩晕,为常见的前庭末梢器官病变;亦称为管石症或耳石症;多数病例发病并无明显诱因,而可能的诱因则多见于外伤;眼震常有一定的潜伏期,呈水平旋转型,多次检查可消失或逐渐减轻,属疲劳性。预后良好,能够自愈。

(三)颈源性眩晕

由颈部疾病所致的眩晕。其特征是既有颈部疾病的表现,又有前庭及耳蜗系统受累的表现,冷热试验此类患者一般均为正常。其病因可能为颈椎病、颈部外伤、枕大孔畸形、后颈部交感神经综合征。颈椎病是椎动脉颅外段血流受阻的主要原因。由于颈椎骨刺及退行性关节炎、椎间盘病变,使椎动脉受压,转颈时更易受压。若动脉本身已有粥样硬化,而对侧椎动脉无法代偿时即出现症状。眩晕与头颈转动有关,可伴有枕部头痛、猝倒、视觉闪光、视野缺失及上肢麻痛。颈椎核磁共振检查可以协助诊断。

(四)药物中毒性眩晕

以链霉素最常见。其他有新霉素、卡那霉素、庆大霉素、万古霉素、多黏菌素B、奎宁、磺胺类等药物。有些药物性损害主要影响前庭部分,但多数对前庭与耳蜗均有影响。链霉素中毒引起的眩晕通常于疗程第四周出现,也有短至4天者。在行走、头部转动或转身时眩晕更为明显。于静止、头部不动时症状明显好转或消失。前庭功能检查多无自发性眼震,闭目难立征阳性。变温试验显示双侧前庭功能均减退或消失。如伴耳蜗损害,尚有双侧感音性耳聋。眩晕消失缓慢,需数月甚或1~2年,前庭功能更难恢复。

(五)桥小脑角肿瘤

特别是听神经瘤,早期可出现轻度眩晕、耳鸣、耳聋。病变进一步发展可出现邻近颅神经受损的体征,如病侧角膜反射减退、面部麻木、复视、周围性面瘫、眼震、同侧肢体共济失调。至病程后期,还可出现颅内压增高症状。诊断依据单侧听力渐进性减退、耳鸣;听力检查为感音性耳聋;伴同侧前庭功能早期消失;邻近脑神经(Ⅴ、Ⅶ、Ⅷ)中有一支受累应怀疑为听神经瘤。头颅磁共振检查可以协助诊断。

七、治疗

临床治疗原则是急性期的对症治疗、皮质激素治疗和尽早地前庭康复治疗。一项小规模的对照研究发现治疗前庭神经炎,皮质激素比安慰剂更有效。最近的一项临床研究比较了甲泼尼龙、阿昔洛韦和甲泼尼龙＋阿昔洛韦三种治疗方法的疗效,结果表明,甲泼尼龙可明显改善前庭神经炎的症状,抗病毒药物无效,两者联合无助于提高疗效。

临床常用治疗方法如下。

(1)一般治疗:卧床休息,避免头、颈部活动和声光刺激。

(2)对症处理:对于前庭损害而产生的眩晕症状应给予镇静、安定剂,眩晕、呕吐剧烈者可肌内注射盐酸异丙嗪(12.5～25 mg)或地西泮(10～20 mg)每4～6小时1次。症状缓解不明显者,可酌情重复上述治疗。对长时间呕吐者,必要时行静脉补液和电解质以作补充和支持治疗。

(3)类固醇皮质激素,可用地塞米松10～15 mg/d,7～10天;或服泼尼松1 mg/(kg·d),顿服或分2次口服,连续5天,以后7～10天内逐渐减量。注意补钾、补钙、保护胃黏膜。

(4)维生素 B_1 100 mg,肌内注射,每天1次,维生素 B_{12} 500 μg,肌内注射,每天1次。治疗2周后改为口服。

(5)前庭康复治疗:前庭神经炎的恢复往往需要数周的时间,患者越早开始前庭康复锻炼,功能恢复就越快、越完全。前庭康复锻炼的目的是加速前庭康复的进程,并改善最终的康复水平。前庭康复计划一般包括前庭-眼反射的眼动训练和前庭-脊髓反射的平衡训练。早期眼震存在,患者应尝试抑制各方向的凝视眼震。眼震消失后,开始头-眼协调练习。患者应尝试平衡练习和步态练习。症状好转后应加运动中的头动练习,开始慢,逐渐加快。前庭康复锻炼每天至少2次,每次数分钟,只要患者能够耐受,应尽可能多进行锻炼,并少用抗晕药物。

第四节　多发脑神经损害

一、概述

多发脑神经损害是指单侧或双侧、同时或先后两条以上脑神经受损而出现功能障碍。解剖部位的关系和病变部位的不同组合成多发脑神经损害的综合征。

二、病因与病理生理

病因是多种多样的,炎症性疾病、感染后免疫功能障碍、脱髓鞘疾病、肿瘤、中毒、外伤、代谢性疾病等。

三、诊断步骤

(一)病史采集要点

1.起病情况

不同的病因,起病的急缓是不同的,炎症、外伤或血管病起病急,肿瘤的起病较慢,渐进发展。

2.既往病史

注意有无感染、肿瘤、化学物接触、代谢性疾病等,以期发现病因。

(二)主要临床表现和体格检查要点

受损脑神经的不同组合形成不同的综合征,将分别描述。

1.福斯特-肯尼迪综合征

嗅、视神经受损。表现为病侧嗅觉丧失、视神经萎缩,对侧视盘水肿。多见于嗅沟脑膜瘤或额叶底部肿瘤。

2.海绵窦综合征

动眼、滑车、展神经和三叉神经眼支受损。表现为病侧眼球固定、眼睑下垂、瞳孔散大、直间接对光反射和调节反射消失,眼和额部麻木疼痛、角膜反射减弱或消失,眼睑和球结膜水肿及眼球突出。见于感染、海绵窦血栓形成、海绵窦肉芽肿、动静脉瘘或动脉瘤等。

3.眶上裂综合征

动眼、滑车、展神经和三叉神经眼支受损。表现为病侧眼球固定、上睑下垂、瞳孔散大、光反射和调节反射消失,眼裂以上皮肤感觉减退、角膜反射减弱或消失,眼球突出。见于眶上裂骨折、骨膜炎或邻近肿瘤等。

4.眶尖综合征

视、动眼、滑车、展神经和三叉神经眼支受损。表现为眶上裂综合征＋视力障碍。见于眶尖骨折、炎症或肿瘤等。

5.岩骨尖综合征

三叉神经和展神经受损。表现为病侧眼球外展不能、复视,颜面部疼痛;见于乳突炎、中耳炎、肿瘤或外伤等。

6.小脑脑桥角综合征

三叉、外展、面、听神经受损,病变大时可以累及脑干、小脑或后组脑神经。表现为病侧颜面部感觉减退、角膜反射减弱或消失,周围性面瘫,听力下降、眼震、眩晕和平衡障碍,小脑性共济失调。最多见于听神经瘤,还可见于炎症、血管瘤等。

7.Avellis 综合征

迷走神经和副神经受损。表现为声音嘶哑、吞咽困难、病侧咽反射消失,向对侧转颈无力、病侧耸肩无力;见于局部肿瘤、炎症、血管病或外伤等。

8.Jackson 综合征

迷走、副和舌下神经受损。表现为声音嘶哑、吞咽困难、病侧咽反射消失,向对侧转颈无力、病侧耸肩无力,病侧舌肌瘫痪、伸舌偏向病侧。见于局部肿瘤、炎症、血管病或外伤等。

9.Tapia 综合征

迷走和舌下神经(结状神经节以下的末梢)受损。表现为声音嘶哑,病侧舌肌瘫痪、伸舌偏向病侧。多见于局部外伤。

10.颈静脉孔综合征

舌咽、迷走和副神经受损。表现为病侧声带和咽部肌肉麻痹出现声嘶、吞咽困难、咽反射消失,向对侧转颈无力、病侧耸肩无力。见于局部肿瘤、炎症等。

11.枕髁-颈静脉综合征

舌咽、迷走、副和舌下神经受损。表现为病侧 Vernet 综合征＋舌肌瘫痪和萎缩。见于颅底枪弹伤、局部炎症、肿瘤等。

12.腮腺后间隙综合征

舌咽、迷走、副和舌下神经受损。表现同 Collet-Sicard 综合征,可有同侧 Horner 征。见于局部肿瘤、炎症、外伤等。

(三)门诊资料分析

详细的病史询问和认真的体检,有助于明确病变范围和可能的原因。

(四)进一步检查项目

局部 X 线摄片、颅脑 CT/MRI 检查,必要时脑脊液检查,有助于了解病变部位、范围、性质和病因。

四、诊断对策

根据临床症状和体征,明确受损的脑神经范围,结合病史和相应的检查以做出诊断,并尽量进行病因诊断。

五、治疗对策

针对病因治疗:感染要抗感染治疗,肿瘤、外伤或血管瘤可以选择手术治疗,脱髓鞘性疾病可予糖皮质激素治疗,代谢性疾病要重视原发病的治疗。

六、预后评估

不同的病因可以有不同的预后。

第五章

运动障碍性疾病

第一节　肝豆状核变性

一、概述

肝豆状核变性又称 Wilson 病（WD），是以铜代谢障碍为特征的常染色体隐性遗传病。由于 WD 基因（位于 $13q^{14.3}$）编码的蛋白（ATP7B 酶）突变，导致血清铜蓝蛋白合成不足以及胆管排铜障碍，血清自由态铜增高，并在肝、脑、肾等器官沉积，出现相应的临床症状和体征。本病好发于青少年，临床表现为铜代谢障碍引起的肝硬化、基底节变性等多脏器病损。该病是全球性疾病，世界范围的患病率约为 30/100 万，我国的患病率及发病率远高于欧美。

二、临床表现

（一）肝症状

以肝病作为首发症状者占 40%～50%，儿童患者约 80% 发生肝脏症状。肝脏受累程度和临床表现存在较大差异，部分患者表现为肝炎症状，如倦怠、乏力、食欲缺乏，或无症状的转氨酶持续增高；大多数患者表现为进行性肝大，继而进展为肝硬化、脾大、脾功能亢进，出现黄疸、腹水、食管静脉曲张及上消化道出血等；一些患儿表现为暴发性肝衰竭伴有肝铜释放入血而继发的 Coomb 阴性溶血性贫血。也有不少患者并无肝大，甚至肝缩小。

（二）神经系统症状

以神经系统症状为首发的患者占 40%～59%，其平均发病年龄比以肝病首发者晚 10 年左右。铜在脑内的沉积部位主要是基底节区，故神经系统症状突出表现为锥体外系症状。最常见的症状是以单侧肢体为主的震颤,逐渐进展至四肢,震颤可为意向性、姿位性或几种形式的混合,振幅可细小或较粗大,也有不少患者出现扑翼样震颤。肌张力障碍常见,累及咽喉部肌肉可导致言语不清、语音低沉、吞咽困难和流涎;累及面部、颈、背部和四肢肌肉引起动作缓慢僵硬、起步困难、肢体强直,甚至引起肢体或(和)躯干变形。部分患者出现舞蹈样动作或指划动作。WD患者的少见症状是周围神经损害、括约肌功能障碍、感觉症状。

(三)精神症状

精神症状的发生率为10%～51%。最常见为注意力分散,导致学习成绩下降、失学。其余还有:情感障碍,如暴躁、欣快、兴奋、淡漠、抑郁等;行为异常,如生活懒散、动作幼稚、偏执等,少数患者甚至自杀;还有幻觉、妄想等。极易被误诊为精神分裂症、躁狂抑郁症等精神疾病。

(四)眼部症状

具有诊断价值的是铜沉积于角膜后弹力层而形成的 Kayser-Fleischer(K-F)环,呈黄棕色或黄绿色,以角膜上、下缘最为明显,宽 1.3 mm 左右,严重时呈完整的环形。应行裂隙灯检查予以肯定和早期发现。7 岁以下患儿此环少见。

(五)肾症状

肾功能损害主要表现为肾小管重吸收障碍,出现血尿(或镜下血尿)、蛋白尿、肾性糖尿、氨基酸尿、磷酸盐尿、尿酸尿、高钙尿。部分患者还会发生肾钙质沉积症和肾小管性酸中毒。持续性氨基酸尿可见于无症状患者。

(六)血液系统症状

主要表现为急性溶血性贫血,推测可能与肝细胞破坏致铜离子大量释放入血,引起红细胞破裂有关。还有继发于脾功能亢进所致的血小板、粒细胞、红细胞减少,以鼻出血、齿龈出血、皮下出血为临床表现。

(七)骨骼肌肉症状

2/3 的患者出现骨质疏松,还有较常见的是骨及软骨变性、关节畸形、X 形腿或 O 形腿、病理性骨折、肾性佝偻病等。少数患者发生肌肉症状,主要表现为肌无力、肌痛、肌萎缩。

(八)其他

其他病变包括:皮肤色素沉着、皮肤黝黑,以面部和四肢伸侧较为明显;鱼鳞癣、指甲变形。内分泌紊乱如葡萄糖耐量异常、甲状腺功能低下、月经异常、流产等。少数患者可发生急性心律失常。

三、诊断要点

(一)诊断

任何患者,特别是 40 岁以下者发现有下列情况应怀疑 WD,须进一步检查。

(1)其他病因不能解释的肝脏疾病、持续血转氨酶增高、持续性氨基酸尿、急性重型肝炎合并溶血性贫血。

(2)其他病因不能解释的神经系统疾病,特别是锥体外系疾病、精神障碍。

(3)家族史中有相同或类似疾病的患者,特别是先证者的近亲,如同胞、堂或姨兄弟姐妹等。

(二)鉴别诊断

对疑似患者应进行下列检查,以排除或肯定 WD 的诊断。

1.实验室检查

对所有疑似患者都应进行下列检查。

(1)血清铜蓝蛋白(ceruloplasmin,CP):CP 降低是诊断 WD 的重要依据之一。成人 CP 正常值为 $270\sim370$ mg/L($27\sim37$ mg/dL),新生儿的血清 CP 为成人的 1/5,此后逐年增长,至 $3\sim6$ 岁时达到成人水平。$96\%\sim98\%$ 的 WD 患者 CP 降低,其中 90% 以上显著降低(0.08 g/L 以下),甚至为零。杂合子的 CP 值多在 $0.10\sim0.23$ g/L,但 CP 正常不能排除该病的诊断。

(2)尿铜:尿铜增高也是诊断 WD 的重要依据之一。正常人每天尿铜排泄量为 $0.047\sim0.55$ μmol/24 h($3\sim35$ μg/24 h)。未经治疗的 WD 患者尿排铜量可略高于正常人甚至达正常人的数倍至数十倍,少数患者也可正常。

(3)肝铜量:肝铜测定是诊断 WD 最重要的生化证据,但肝穿为创伤性检查,目前尚不能作为常规的检测手段。

(4)血清铜:正常成人血清铜为 $11\sim22$ μmol/L($70\sim140$ μg/dL),90% 的 WD 患者血清铜降低,低于 9.4 μmol/L(60 μg/dL)有诊断价值。须注意,肾病综合征、严重营养不良和失蛋白肠病也出现血清铜降低。

2.影像学检查

颅脑 CT 扫描多显示双侧对称的基底节区、丘脑密度减低,多伴有不同程度的脑萎缩。MRI 扫描多于基底节、丘脑、脑干等处出现长 T_1、长 T_2 异常信号,约 34% 伴有轻至中度脑萎缩,以神经症状为主的患者 CT 及 MRI 的异常率显著高于以肝症状为主的 WD 患者。影像学检查虽无定性价值,但有定位及排除诊断的价值。

（三）诊断标准

(1)肝、肾病史：肝、肾病征和/或锥体外系病征。

(2)铜生化异常：主要是 CP 显著降低（<0.08 g/L）；肝铜增高（237.6 μg/g 肝干重）；血清铜降低（<9.4 μmol/L）；24 小时尿铜增高（>1.57 μmol/24 h）。

(3)角膜 K-F 环阳性。

(4)阳性家族史。

(5)基因诊断。

符合(1)(2)(3)或(1)(2)(4)可确诊 WD；符合(1)(3)(4)而 CP 正常或略低者为不典型 WD（此种情况少见）；符合上述 1～4 条中的 2 条，很可能是 WD（若符合 2、4 可能为症状前患者），此时可参考脑 MRI 改变、肝脏病理改变、四肢骨关节改变等。

基因诊断虽然是金标准，但因 WD 的突变已有 200 余种，因此基因检测目前仍不能作为常规检测方法。

四、治疗方案及原则

（一）治疗目的

(1)排除积聚在体内组织过多的铜。

(2)减少铜的吸收，防止铜在体内再次积聚。

(3)对症治疗，减轻症状，减少畸形的发生。

（二）治疗原则

1.早期和症状前治疗

越早治疗越能减轻或延缓病情发展，尤其是症状前患者。同时应强调本病是唯一有效治疗的疾病，但应坚持终身治疗。

2.药物治疗

(1)螯合剂：①右旋青霉胺是首选的排铜药物，尤其是以肝脏症状为主者。以神经症状为主的患者服用青霉胺后 1～3 个月症状可能恶化，而且有 37%～50% 的患者症状会加重，且其中又有 50% 不能逆转。使用前需行青霉素皮试，阴性者方可使用。青霉胺用作开始治疗时剂量为 15～25 mg/kg，宜从小剂量开始，逐渐加量至治疗剂量。然后根据临床表现和实验室检查指标决定逐渐减量至理想的长期维持剂量。本药应在进餐前 2 小时服用。青霉胺促进尿排铜效果肯定,10%～30%的患者发生不良反应。青霉胺的不良反应较多,如发热、皮疹、胃肠道症状、多发性肌炎、肾病、粒细胞减少、血小板计数降低、维生素 B_6 缺乏、自身免疫疾病(类风湿关节炎和重症肌无力等)。补充维生素 B_6 对预防一些不良反应有益。②曲恩汀或三乙撑四胺双盐酸盐排铜效果不如青霉胺,但不良反应低于青霉胺。250 mg,每天 4 次,于餐前 1 小时或餐后 2 小时服用。本药最适合用于不能使用青霉胺的 WD 患者。但国内暂无供应。③其他排铜药物包括二巯丙醇(BAL,因不良反应大已少用)、二巯丁二酸钠(Na-DMS)、二巯丁二酸胶囊、二巯基丙磺酸钠(DMPS)等重金属离子螯合剂。

(2)阻止肠道对铜吸收和促进排铜的药物:①锌制剂的排铜效果低于和慢于青霉胺,但不良反应低,是用于 WD 维持治疗和症状前患者治疗的首选药物;也可作为其他排铜药物的辅助治疗。常用的锌剂有硫酸锌、醋酸锌、甘草锌、葡萄糖酸锌等。锌剂应饭后服药,不良反应有胃肠道刺激、口唇及四肢麻木、烧灼感。锌剂(以醋酸锌为代表)的致畸作用被 FDA 定为 A 级,即无风险。②四硫钼酸胺(ammonium tetrathiomolybdate,TTM)能在肠道内与蛋白和铜形成复合体排出体外,可替代青霉胺用作开始驱铜治疗,但国内无药。

(3)对症治疗:非常重要,应积极进行。神经系统症状,特别是锥体外系症状、精神症状、肝病、肾病、血液和其他器官的病损,应给予相应的对症治疗。脾肿大合并脾功能亢进者,特别是引起血液 3 种系统都降低者应行脾切除手术;对晚期肝衰竭患者肝移植是唯一有效的治疗手段。

3.低铜饮食治疗

避免摄入高铜食物,如贝类、虾蟹、动物内脏和血、豆类、坚果类、巧克力、咖啡等,勿用铜制炊具;可给予高氨基酸或高蛋白饮食。

第二节　小 舞 蹈 病

小舞蹈病(choreaminor,CM)又称风湿性舞蹈病或 Sydenham 舞蹈病,由 Sydenham(1684 年)首先描述,是风湿热在神经系统的常见表现。本病多见于儿童和青少年,其临床特征为不自主的舞蹈样动作、肌张力降低、肌力减弱、自主运动障碍和情绪改变。本病可自愈,但复发者并不少见。

一、病因与发病机制

本病的发病与 A 组 β-溶血性链球菌感染有关。属自体免疫性疾病。约30%的病例在风湿热发作或多发性关节炎后 2～3 个月发病,通常无近期咽痛或发热史,部分患者咽拭子培养 A 组溶血性链球菌阳性;血清可检出抗神经元抗体,与尾状核、丘脑底核等部位神经元抗原起反应,抗体滴度与本病的转归有关,提示可能与自身免疫反应有关。本病好发于围青春期,女性多于男性,一些患者在怀孕或口服避孕药时复发,提示与内分泌改变也有关系。

二、病理

病理改变主要是黑质、纹状体、丘脑底核及大脑皮质可逆性炎性改变和神经细胞弥漫性变性,神经元丧失和胶质细胞增生。有的病例可见散在动脉炎、栓塞性小梗死。90%的尸解病例可发现风湿性心脏病证据。

三、临床表现

(一)发病年龄及性别

发病年龄多在 5～15 岁,女多于男,男女之比约为 1:3。

(二)起病形式

大多数为亚急性或隐袭起病,少数可急性起病。大约 1/3 的病例舞蹈症状出现前 2～6 个月或更长的时间内有 β-溶血性链球菌感染史,曾有咽喉肿痛、发热、多关节炎、心肌炎、心内膜炎、心包炎、皮下风湿结节或紫癜等临床症状和体征。

(三)早期症状

早期症状常不明显,不易被察觉。患儿表现为情绪不稳、焦虑不安、易激动、注意力分散、学习成绩下降、动作笨拙、步态不稳、手中物品时常坠落,行走摇晃不稳等。其后症状日趋明显,表现为舞蹈样动作和肌张力改变等。

(四)舞蹈样动作

常常可急性或隐袭出现,常为双侧性,可不规则,变幻不定,突发骤止,约20%患者可偏侧或甚至更为局限。在情绪紧张和做自主运动时加重,安静时减轻,睡眠时消失。常在 2～4 周内加重,3～6 个月内自行缓解。

(1)面部最明显,表现挤眉、弄眼、噘嘴、吐舌、扮鬼脸等,变幻莫测。

(2)肢体表现为一种快速的不规则无目的的不自主运动,常起于一肢,逐渐累及一侧或对侧,上肢比下肢明显,上肢各关节交替伸直、屈曲、内收等动作,下肢步态颠簸、行走摇晃、易跌倒。

(3)躯干表现为脊柱不停地弯、伸或扭转,呼吸也可变得不规则。

(4)头颈部的舞蹈样动作表现为摇头耸肩或头部左右扭转。伸舌时很难维持,舌部不停地扭动,软腭或其他咽肌的不自主运动可致构音、吞咽障碍。

(五)体征

(1)肌张力及肌力减退,膝反射常减弱或消失。肢体软弱无力,与舞蹈样动作、共济失调一起构成小舞蹈病的三联征。

(2)旋前肌征:由于肌张力和肌力减退导致当患者举臂过头时,手掌旋前。

(3)舞蹈病手姿:当手臂前伸时,因张力过低而呈腕屈、掌指关节过伸,伴手指弹钢琴样小幅舞动。

(4)挤奶妇手法,或称盈亏征:若令患者紧握检查者第二、三手指时,检查者能感到患者的手时紧时松,握力不均,时大时小。

(5)约 1/3 患者会有心脏病征,包括风湿性心肌炎、二尖瓣回流或主动脉瓣关闭不全。

(六)精神症状

可有失眠、躁动、不安、精神错乱、幻觉、妄想等精神症状,称为躁狂性舞蹈病。有些病例精神症状可与躯体症状同样显著,以致呈现舞蹈性精神病。随着舞蹈样动作消除,精神症状很快缓解。

四、辅助检查

(一)血清学检查

白细胞计数增加,血沉加快,C 反应蛋白效价提高,黏蛋白增多,抗链球菌溶血素"O"滴度增加;由于小舞蹈病多发生在链球菌感染后 2～3 个月,甚至 6～8 个月,故不少患者发生舞蹈样动作时链球菌血清学检查常为阴性。

(二)咽拭子培养

检查可见 A 组溶血型链球菌。

(三)脑电图

无特异性,常为轻度弥漫性慢活动。

(四)影像学检查

部分患者头部 CT 扫描可见尾状核区低密度灶及水肿,MRI 显示尾状核、壳核、苍白球增大，T₂加权像显示信号增强，PET 可见纹状体呈高代谢改变，但症状减轻或消失后可恢复正常。

五、诊断

凡学龄期儿童有风湿病史和典型舞蹈样症状，结合实验室及影像学检查通常可以诊断。

六、鉴别诊断

见表 5-1。

表 5-1　常见舞蹈病鉴别要点

鉴别要点	小舞蹈病	亨廷顿病	肝豆状核变性	偏侧舞蹈症
病因	风湿性	常染色体显性遗传	遗传性铜代谢障碍	脑卒中、脑瘤
发病年龄	大多数为 5~15 岁	30 岁以后	儿童、青少年	成年
临床特征	全身或偏侧不规则舞蹈，动作快	全身舞蹈、手足徐动、动作较慢	偏侧舞蹈样运动	有不完全偏瘫
	肌张力低、肌力减退	慢	角膜 K-F 色素环	
	情绪不稳定，性格改变	进行性痴呆	精神障碍	
	可有心脏受损征象		肝脏受损征	
治疗	抗链球菌感染(青霉素)	氯丙嗪、氟哌啶醇	排铜 D-青霉胺口服	治疗原发病
	肾上腺皮质激素		口服硫酸锌减少铜吸收	对症用氟哌啶醇
	氟哌啶醇、氯丙嗪、苯巴比妥		对症用氟哌啶醇	

七、治疗

(一)一般处理

急性期应卧床休息，保持环境安静，避免强光或其他刺激，给予足够的营养支持。

(二)病因治疗

确诊本病后，无论病症轻重，均应使用青霉素或其他有效抗生素治疗，10~14 天为 1 个疗程。同时给予水杨酸钠或泼尼松，症状消失后再逐渐减量至停药，目的是最大限度地防止或减少本病复发，并控制心肌炎、心瓣膜病的发生。

1.抗生素

青霉素：首选(4~8)×10⁵ U，每天 1~2 次，2 周 1 个疗程，也可用红霉素、头孢菌素类药物治疗。

2.阿司匹林

0.1~1.0 g,每天 4 次,小儿按 0.1 g/kg,计算,症状控制后减量,维持 6~12 周。

3.激素

风湿热症状明显时,泼尼松每天 10~30 mg,分 3~4 次口服。

(三)对症治疗

(1)首选氟哌啶醇 0.5 mg 开始,每天口服 2~3 次,以后逐渐加量。

(2)氯丙嗪:12.5~50 mg,每天 2~3 次。

(3)苯巴比妥:0.015~0.03 g,每天 2~4 次。

(4)地西泮:2.5~5 mg,每天 2~4 次。

八、预后

本病预后良好,可完全恢复而无任何后遗症状,大约 20％的病例死于心脏并发症,35％的病例数月或数年后复发。个别病例舞蹈症状持续终身。

第三节　亨廷顿病

亨廷顿病(Huntington disease,HD)又称亨廷顿舞蹈病、慢性进行性舞蹈病、遗传性舞蹈病,于1842 年由 Waters 首报,1872 年由美国医师 George Huntington 系统描述而得名,是一种常染色体显性遗传的基底节和大脑皮质变性疾病,临床上以隐匿起病、缓慢进展的舞蹈症、精神异常和痴呆为特征。本病呈完全外显率,受累个体的后代 50％发病。可发生于所有人种,白种人发病率最高,我国较少见。

一、病因及发病机制

本病的致病基因*IT15* 位于 4p16.3,基因的表达产物为约含 3 144 个氨基酸的多肽,命名为 Huntingtin,在*IT15* 基因 5′端编码区内的三核苷酸(CAG)重复序列拷贝数异常增多。拷贝数越多,发病年龄越早,临床症状越重。在 Huntingtin 内,(CAG)n 重复编码一段长的多聚谷氨酰胺功能区,故认为本病可能由于获得了一种毒性功能所致。

二、病理及生化改变

(一)病理改变

主要位于纹状体和大脑皮质,黑质、视丘、视丘下核、齿状核亦可轻度受累。大脑皮质突出的变化为皮质萎缩,特别是第 3、5 和第 6 层神经节细胞丧失,合并胶质细胞增生。尾状核、壳核神经元大量变性、丢失。投射至外侧苍白球的纹状体传出神经元(含 γ-氨基丁酸与脑啡肽,参与间接通路)较早受累,是引起舞蹈症的基础;随疾病进展,投射至内侧苍白球的纹状体传出神经元(含 γ-氨基丁酸与 P 物质,参与直接通路)也被累及,是导致肌强直及肌张力障碍的原因。

(二)生化改变

纹状体传出神经元中 γ-氨基丁酸、乙酰胆碱及其合成酶明显减少,多巴胺浓度正常或略增加,与 γ-氨基丁酸共存的神经调质脑啡肽、P 物质亦减少,生长抑素和神经肽 Y 增加。

三、临床表现

本病好发于 30～50 岁,5％～10％的患者于儿童和青少年发病,10％于老年发病。患者的连续后代中有发病提前倾向,即早发现象,父系遗传的早发现象更明显,绝大多数有阳性家族史。起病隐匿,缓慢进展。无性别差异。

(一)锥体外系症状

以舞蹈样不自主运动最常见、最具特征性,通常为全身性,程度轻重不一,典型表现为手指弹钢琴样动作和面部怪异表情,累及躯干可产生舞蹈样步态,可合并手足徐动及投掷症。随着病情进展,舞蹈样不自主运动可逐渐减轻,而肌张力障碍及动作迟缓、肌强直、姿势不稳等帕金森综合征渐趋明显。

(二)精神障碍及痴呆

精神障碍可表现为情感、性格、人格改变及行为异常,如抑郁、激惹、幻觉、妄想、暴躁、冲动、反社会行为等。患者常表现出注意力减退、记忆力降低、认知障碍及智能减退,呈进展性加重。

(三)其他

快速眼球运动(扫视)常受损。可伴癫痫发作,舞蹈样不自主运动大量消耗能量可使体重明显下降,常见睡眠和/或性功能障碍。晚期出现构音障碍和吞咽困难。

四、辅助检查

(一)基因检测

CAG 重复序列拷贝数增加,>40 岁具有诊断价值。该检测若结合临床特异性高、价值大,几乎所有的病例可通过该方法确诊。

(二)电生理及影像学检查

EEG 呈弥漫性异常,无特异性。CT 及 MRI 扫描显示大脑皮质和尾状核萎缩,脑室扩大。MRI 的 T_2 加权像示壳核信号增强。MR 波谱(MRS)示大脑皮质及基底节乳酸水平增高。^{18}F 氟-脱氧葡萄糖 PET 检测显示尾状核、壳核代谢明显降低。

五、诊断及鉴别诊断

(一)诊断

根据发病年龄,慢性进行性舞蹈样动作、精神症状和痴呆,结合家族史可诊断本病,基因检测可确诊,还可发现临床前期病例。

(二)鉴别诊断

本病应与小舞蹈病、良性遗传性舞蹈病、发作性舞蹈手足徐动症、老年性舞蹈病、肝豆状核变性、迟发性运动障碍及棘状红细胞增多症并发舞蹈症鉴别。

六、治疗

目前尚无有效治疗措施,对舞蹈症状可选用以下 2 类药物。①多巴胺受体阻滞剂:氟哌啶醇 1~4 mg,每天 3 次;氯丙嗪 12.5~50 mg,每天 3 次;奋乃静 2~4 mg,每天 3 次;硫必利 0.1~0.2 g,每天 3 次;以及哌咪清等。均应从小剂量开始,逐渐增加剂量,用药过程中应注意锥体外系不良反应。②中枢多巴胺耗竭剂:丁苯那嗪 25 mg,每天 3 次。

七、预后

本病尚无法治愈,病程 10~20 年,平均 15 年。

第四节　肌张力障碍

肌张力障碍是主动肌和拮抗肌收缩不协调或过度收缩引起的以肌张力异常动作和姿势为特征的运动障碍疾病。在锥体外系疾病中较为多见,仅次于帕金森病。根据病因可分为特发性和继发性;按肌张力障碍发生部位分为局限性、节段性、偏身性和全身性;依起病年龄可分为儿童型、少年型和成年型。

一、病因及发病机制

特发性扭转性肌张力障碍迄今病因不明,可能与遗传有关,可为常染色体显性(30%~40%外显率)、常染色体隐性或 X 连锁隐性遗传,显性遗传的缺损基因 DYT_1 已定位于 9 号常染色体长臂 9q32-34,编码一种 ATP 结合蛋白扭转蛋白 A,有些病例可发生在散发基础上。环境因素如创伤或过劳等可诱发特发性肌张力障碍基因携带者发病,如口-下颌肌张力障碍病前有面部或牙损伤史,一侧肢体过劳可诱发肌张力障碍如书写痉挛、乐器演奏家痉挛、打字员痉挛和运动员肢体痉挛等。

继发性肌张力障碍是纹状体、丘脑、蓝斑、脑干网状结构等病变所致,如肝豆状核变性、核黄疸、神经节苷脂沉积症、苍白球黑质红核色素变性、进行性核上性麻痹、特发性基底节钙化、甲状旁腺功能低下、中毒、脑血管病变、脑外伤、脑炎、药物(左旋多巴、吩噻嗪类、丁酰苯类、甲氧氯普胺)诱发等。

二、病理

特发性扭转痉挛可见非特异性病理改变,包括壳核、丘脑及尾状核小神经元变性,基底节脂质及脂色素增多。继发性扭转痉挛病理学特征随原发病不同而异;痉挛性斜颈、Meige 综合征、书写痉挛和职业性痉挛等局限性肌张力障碍病理上无特异性改变。

三、临床类型及表现

(一)扭转痉挛

扭转痉挛是全身性扭转性肌张力障碍,以四肢、躯干或全身剧烈而不随意的扭转动作和姿势异常为特征。发作时肌张力增高。扭转痉挛中止后肌张力正常或减低,故也称变形性肌张力障碍。按病因可分为特发性和继发性两型。

1.特发性扭转性肌张力障碍

儿童期起病的肌张力障碍,通常有家族史,出生及发育史正常,多为特发性。症状常自一侧或两侧下肢开始,逐渐进展至广泛不自主扭转运动和姿势异常,导致严重功能障碍。

2.继发性扭转性肌张力障碍

成年期起病的肌张力障碍多为散发,可查到病因。症状常自上肢或躯干开始,约 20% 的患者最终发展为全身性肌张力障碍,一般不发生严重致残。体检可见异常运动、姿势,如手臂过度旋前、屈腕、指伸直、腿伸直和足跖屈内翻,躯干过屈或过伸等,以躯干为轴扭转最具特征性;可出现扮鬼脸、痉挛性斜颈、睑痉挛、口-下颌肌张力障碍等,缺乏其他神经系统体征。

(二)局限性扭转性肌张力障碍

可为特发性扭转性肌张力障碍的某些特点孤立出现,如痉挛性斜颈、睑痉挛、口-下颌肌张力障碍、痉挛性发音困难(声带)和书写痉挛等。有家族史的患者可作为特发性扭转性肌张力障碍顿挫型,无家族史可代表成年发病型的局部表现,但成人发病的局限性肌张力障碍也可有家族性基础。为常染色体显性遗传,与 18p31 基因(DYT_7)突变有关。

1.痉挛性斜颈

痉挛性斜颈是胸锁乳突肌等颈部肌群阵发性不自主收缩引起颈部向一侧扭转,或阵发性倾斜,是锥体外系器质性疾病之一。少数痉挛性斜颈属精神性(心因性、癔症性)斜颈。

(1)本病可见于任何年龄组,但以中年人最为多见,女性多于男性。早期常为发作性,最终颈部持续地偏向一侧,一旦发病常持续终身,起病 18 个月内偶有自发缓解。药物治疗常不满意。

(2)起病多缓慢(癔症性斜颈例外),颈部深、浅肌群均可受累,但以一侧胸锁乳突肌和斜方肌受损症状较突出。患肌因痉挛收缩触诊有坚硬感,久之可发生肥大。

(3)一侧胸锁乳突肌受累,头颈偏转向健侧;双侧胸锁乳突肌病变,则头颈前屈;双侧斜方肌病变,则头后仰。症状可因情绪激动而加重,头部得到支持时可减轻,睡眠时消失。

(4)癔症性斜颈常在受精神刺激后突然起病,症状多变,经暗示治疗后可迅速好转。

2.Meige 综合征

主要累及眼肌和口、下颌肌肉,表现睑痉挛和口-下颌肌张力障碍,两者都可作为孤立的局限性肌张力障碍出现,为 Meige 综合征不完全型,如两者合并出现为完全型。

(1)睑痉挛表现不自主眼睑闭合,痉挛持续数秒至数分钟。多为双眼,少数由单眼起病渐波及双眼,精神紧张、阅读、注视时加重,讲话、唱歌、张口、咀嚼和笑时减轻,睡眠时消失。

(2)口-下颌肌张力障碍表现不自主张口闭口、撇嘴、咧嘴、噘嘴和缩拢口唇、伸舌扭舌等。严重者可使下颌脱臼、牙齿磨损以至脱落、撕裂牙龈、咬掉舌和下唇、影响发声和吞咽等,讲话、咀嚼可触发痉挛,触摸下颌或压迫颏下部可减轻,睡眠时消失。

3.书写痉挛

执笔书写时手和前臂出现肌张力障碍姿势,表现握笔如握匕首、手臂僵硬、手腕屈曲、肘部不自主地向外弓形抬起、手掌面向侧面等,但做其他动作正常。本病也包括其他职业性痉挛如弹钢琴、打字,以及使用螺丝刀或餐刀等。药物治疗通常无效,让患者学会用另一只手完成这些任务是必要的。

4.手足徐动症

手足徐动症也称指痉症,指以肢体远端为主的缓慢、弯曲、蠕动样不自主运动,极缓慢的手足徐动也可导致姿势异常,需与扭转痉挛鉴别。前者不自主运动主要位于肢体远端,后者主要侵犯颈肌、躯干肌及四肢的近端肌,以躯干为轴的扭转或螺旋样运动是其特征。本病症可见于多种疾病引起的脑损害,如基底节大理石样变性、脑炎、产后窒息、早产、胆红素脑病、肝豆状核变性等。

四、诊断及鉴别诊断

(一)诊断

首先应确定患者是否为肌张力障碍,然后区分是特发性或继发性肌张力障碍。通常,前者的发病年龄较小,可有遗传家族史,除肌张力障碍外,常无其他锥体系或锥体外系受损的症状和体征。从病史的详细询问和体格检查、相关的辅助检查,如脑脊液、血、尿化验、神经影像及电生理学检查中未找到继发性脑或(和)脊髓损害的证据,基因分析有助于确定诊断。而继发性肌张力障碍与之相反,除发病年龄较大外,以局限性肌张力障碍多见,体格检查、辅助检查可发现许多继发的原因及脑、脊髓病理损害证据。常见肌张力障碍疾病临床特征见表 5-2。

表 5-2　常见肌张力障碍疾病临床特征鉴别要点

	扭转痉挛	Miege综合征	痉挛性斜颈	迟发性运动障碍
发病年龄及性别	儿童,成年男性多见	50岁以后,女多于男	青年、中年	服氟哌啶醇、氯丙嗪数年后,老年及女性多见
临床特征	面肌、颈肩肌、呼吸肌快速抽动,短促而频繁,具有刻板性	面肌眼睑肌、唇肌、舌肌、颈阔肌强直性痉挛	颈部肌肉的痉挛抽动、偏斜及伸屈	面肌、口肌、体轴肌、肢体肌的强直性痉挛
	紧张时加剧,安静时轻,入睡后消失	用手指触摸下颌减轻,行走、强光、阅读时加重,睡眠时消失	行动时加剧,平卧时减轻,入睡后消失,患肌坚硬肥大	随意运动,情绪紧张、激动时加重,睡眠中消失
	伴秽语者为秽语抽动症			
治疗	地西泮、氯硝西泮 小剂量氟哌啶醇 心理治疗	氟哌啶醇 苯海索、左旋多巴 肉毒毒素局部注射	苯海索、左旋多巴 氟哌啶醇 肉毒毒素局部注射 手术治疗	停服抗精神病药应缓慢 利血平、氯硝西泮、氯氮平

(二)鉴别诊断

(1)面肌痉挛:常为一侧眼睑或面肌的短暂抽动,不伴口-下颌不自主运动,可与睑痉挛或口-下颌肌张力障碍区别。

(2)僵人综合征:需与肌张力障碍区别,前者表现为发作性躯干肌(颈脊旁肌和腹肌)和四肢近端肌僵硬和强直,明显限制患者主动运动,且常伴疼痛,在自然睡眠后肌僵硬完全消失,休息和肌肉放松时肌电图检查均出现持续运动单位电活动,不累及面肌和肢体远端肌。

(3)颈部骨骼肌先天性异常所致先天性斜颈(患者年龄较小,是由颈椎先天缺如或融合、胸锁乳突肌血肿、炎性纤维化所致)、局部疼痛刺激引起的症状性斜颈及癔症性斜颈。需与痉挛性斜颈鉴别。但前组都存在明确原因,同时能检出引致斜颈的异常体征,可资鉴别。

五、治疗

(一)特发性扭转性肌张力障碍

药物治疗可部分改善异常运动。

1.左旋多巴

对一种多巴反应性肌张力障碍有明显的效果,对其他类型的肌张力障碍也有一定的效果。

2.抗胆碱能药

大剂量的苯海索 20 mg 口服,每天 3 次,可控制症状。

3.镇静剂

能有效地缓解扭转痉挛,并能降低肌张力,部分患者有效。地西泮 5～10 mg 或硝西泮 5～7.5 mg,或氯硝西泮 2～4 mg 口服,每天 3 次。

4.多巴胺受体阻滞剂

能有效地控制扭转痉挛和其他多动症状,但不能降低肌张力。氟哌啶醇 2～4 mg 或硫必利 0.1～0.2 g 口服,每天 3 次。继发性肌张力障碍者需同时治疗原发病。

(二)局限性肌张力障碍

(1)药物治疗基本同特发性扭转痉挛。

(2)肉毒毒素 A:局部注射是目前可行的最有效疗法,产生数月的疗效,可重复注射。注射部位选择痉挛最严重的肌肉或肌电图显示明显异常放电的肌群,如痉挛性斜颈可选择胸锁乳突肌、颈夹肌、斜方肌等三对肌肉中的四块作多点注射;睑痉挛和口-下颌肌张力障碍分别选择眼裂周围皮下和口轮匝肌多点注射;书写痉挛注射受累肌肉有时会有帮助。剂量应个体化,通常在注射后 1 周开始显效,每疗程不超过 8 周,疗效可维持 3～6 个月,3～4 个月可以重复注射。每疗程总量为 200 U 左右。其最常见的不良反应为下咽困难、颈部无力和注射点的局部疼痛。

(三)手术治疗

对重症病例和药物治疗无效的患者可采用手术治疗。主要手术方式包括副神经和上颈段神经根切断术,部分病例可缓解症状,但可复发;也可用立体定向丘脑腹外侧核损毁术或丘脑切除术,对偏侧肢体肌张力障碍可能有效。有些患者用苍白球脑深部电刺激术(DBS)有效。

六、预后

约 1/3 的患者最终会发生严重残疾而被限制在轮椅或床上,儿童起病者更可能出现,另 1/3 的患者轻度受累。

第五节　小儿脑性瘫痪

脑性瘫痪中华医学会儿科学分会神经学组 2004 年全国小儿脑性瘫痪专题研讨会讨论通过的定义为:出生前到生后 1 个月内各种原因所引起的脑损伤或发育缺陷所致的运动障碍及姿势异常。主要是指由围生期各种病因所引起的,获得性非进行性脑病导致的先天性运动障碍及姿势异常疾病或综合征。是在大脑生长发育期受损后所造成的运动瘫痪,是一种严重致残性疾病。

其特点是非进行性的两侧肢体对称性瘫痪。Litfer 首先描述了本病,亦称 Litter 病;脑性瘫痪的概念由 Ingram 首先使用。本病发病率相当高,不同国家和地区的发生率为 0.06%～0.59%,日本较高为0.2%～0.25%。

一、病因及病理

(一)病因包括遗传性和获得性

1.出生前病因

如妊娠早期病毒感染、妊娠毒血症、母体的胎盘血液循环障碍和放射线照射等。

2.围生期病因

早产是重要的确定病因,以及脐带脱垂或绕颈、胎盘早剥、前置胎盘、羊水堵塞、胎粪吸入等导致胎儿脑缺氧,难产等所致胎儿窒息、缺氧,以及早产、产程过长、产钳损伤和颅内出血及核黄疸等。

3.出生后病因

如各种感染、外伤、中毒、颅内出血和严重窒息等。病因不明者可能与遗传有关。人体维持正常肌张力调节及姿势反射依赖皮质下行纤维抑制作用与周围Ⅰa 类传入纤维易化作用的动态平衡,当脑发育异常使皮质下行束受损时,抑制作用减弱可引起痉挛性运动障碍和姿势异常。感知能力如视、听力受损可导致智力低下,基底节受损可引起手足徐动,小脑受损可发生共济失调等。

(二)病理改变

以弥散的不等程度的大脑皮质发育不良或脑白质软化、皮质萎缩或萎缩性脑叶硬化等,皮质核基底节有分散的、状如大理石样的病灶瘢痕,为缺血性病理损害,多见于缺氧窒息婴儿。出血性病理损害为室管膜下出血或脑室内出血,有时为脑内点状出血或局部出血,多见于未成熟儿(妊娠不足 32 周),可能因此期脑血管较脆弱,血管神经发育不完善,脑血流调节能力较差所致。脑局部白质硬化和脑积水、脑穿通畸形、锥体束变性等也可见。产前病变以脑发育不良为主,围生期病变以瘢痕、硬化、软化和部分脑萎缩、脑实质缺陷为主。

二、临床分型及表现

脑性瘫痪临床表现复杂多样,多始自婴幼儿期。严重者生后即有征象,多数病例在数月后家人试图扶起病儿站立时发现。临床主要表现为锥体束征和锥体外束损害征,智能发育障碍和癫痫发作三大症状。

运动障碍是本病的主要症状,由于锥体束和锥体外束发育不良而致肢体瘫痪。多数是在生后数月始被发现患儿肢体活动异常的。个别严重病例可在出生后不久即出现肌肉强直、角弓反张、授乳困难。一般出现不等程度的瘫痪,肌张力增高,肌腱反射亢进,病理征阳性。均为对称性两侧损害,下肢往往重于上肢。

根据运动障碍的临床表现分为如下几种类型。

(一)痉挛型

以锥体系受损为主;又称痉挛性脑性瘫痪。Litter 最早提出缺氧-缺血性产伤(脑病)的概念,后称 Litter 病。是脑性瘫痪中最为常见和典型的一类。常表现为双下肢痉挛性瘫痪、膝踝反射亢进、病理征阳性。由于肌张力增高比瘫痪更明显,尤其是两腿内收肌、膝关节的伸肌和足部跖屈肌肌张力突出的增高,所以患儿在步行时两髋内收,两膝互相交叉和马蹄内翻足,使用足尖走路而呈剪刀式步态。患儿这种异常费力地向前迈步状态,一眼望去便可确认是痉挛性双侧瘫痪。可伴有延髓麻痹,表现吞咽和构音困难、下颌反射亢进,不自主哭笑,核上性眼肌麻痹、面瘫等。还可伴有语言及智能障碍。根据病情可分为以下几种。

1.轻度

最初 24 小时症状明显,表现易惊、肢体及下颌颤抖,称紧张不安婴儿;Moro下限反应,肌张力正常,腱反射灵敏,前囟柔软,脑电图正常,可完全恢复。

2.中度

表现嗜睡、迟钝和肌张力低下,运动正常,48~72 小时后恢复或恶化,若伴抽搐、脑水肿、低钠血症或肝损伤提示预后不良。

3.重度

生后即昏迷,呼吸不规则,需机械通气维持,生后 12 小时内发生惊厥,肌张力低下,Moro 反射无反应,吸吮力弱,光反射和眼球运动存在。中至重度患儿如及时纠正呼吸功能不全和代谢异常仍可望存活,可能遗留锥体系、锥体外系和小脑损伤体征及精神发育迟滞。

(二)不随意运动型

以锥体外系受损为主,又称手足徐动型脑性瘫痪,多由核黄疸或新生儿窒息引起,主要侵害基底神经节,常见双侧手足徐动症,生后数月或数年出现,可见舞蹈、肌张力障碍、共济失调性震颤、肌阵挛和半身颤搐等。轻症患儿易误诊为多动症。

(三)核黄疸

继发于 Rh 与 ABO 血型不相容或肝脏葡萄糖醛酸转移酶缺乏的成红细胞增多症,血清胆红素高于250 mg/L时具有中枢神经系统毒性作用,可导致神经症状。酸中毒、缺氧及低体重婴儿易患病。轻症生后24～36 小时出现黄疸和肝脾肿大,4 天后黄疸渐退,不产生明显神经症状。重症生后或数小时出现黄疸并急骤加重,肝脾及心脏肿大,黏膜和皮肤点状出血;3～5 天婴儿变得倦怠、吸吮无力、呼吸困难、呕吐、昏睡、肌强直和抽搐发作,可伴舞蹈征、手足徐动、肌张力障碍或痉挛性瘫等,多在数天至 2 周内死亡;存活者遗留精神发育迟滞、耳聋和肌张力低,不能坐、立和行走。

(四)共济失调型

以小脑受损为主,是一种少见的脑性瘫痪。由于小脑发育不良以致患儿出现肌张力减低,躯体平衡失调,坐姿及动作不稳、步态笨拙和经常跌倒,行走时双足横距加宽,辨距不良,并伴意向性震颤、语言缓慢、断续或呈爆发式语言和运动发育迟缓。CT 和 MRI 扫描可见小脑萎缩。

(五)肌张力低下型

往往是其他类型的过渡形式,多见于幼儿,主要表现为肌张力减低,关节活动幅度增大,肌腱反射正常或活跃,病理征阳性。多无肌肉萎缩。患者往往不能站立、行走,甚至不能竖颈。随年龄增长肌张力可逐渐增高而转为痉挛性瘫痪。

(六)混合型

脑性瘫痪的患儿多伴有以下症状。

1.反射异常

姿势反射、原始反射、体位姿势反射的异常和手足徐动、舞蹈样动作。这类不自主运动可单独出现，也可两者同时伴发，但均为双侧性，并因随意运动和情绪激动而加重症状。

2.智能障碍

由于大脑皮质发育不良，几乎所有患儿都合并有一定程度的智能和行为缺陷。智能障碍的程度和瘫痪的轻重并不平行。随着智能障碍的出现，还可伴发言语发育迟滞，说话较晚，并有构音障碍。

3.癫痫发作

有的患儿合并有癫痫大小发作，脑电图异常。此外还可出现斜视、弱视、听力减退、牙齿发育不良以及短暂性高热等。

根据偏瘫、截瘫和四肢瘫，脑性瘫痪又可分为以下类型。

(1)先天性婴儿偏瘫：婴儿及儿童早期出现。

(2)后天性婴儿偏瘫：3～18个月的正常婴儿常以痫性发作起病，发作后出现严重偏瘫，伴或不伴失语。

(3)四肢瘫：较少见，多为双侧脑病变。

(4)截瘫：多因脑或脊柱病变，如先天性囊肿、肿瘤和脊柱纵裂等。

按瘫痪部位(指痉挛型)可分为以下几种情况：①单瘫，单个肢体受累。②双瘫，四肢受累，上肢轻，下肢重。③三肢瘫，3个肢体受累。④偏瘫，半侧肢体受累。⑤四肢瘫，四肢受累，上、下肢受累程度相似。

三、影像学检查

X线检查头颅片可见双侧不对称，病侧不如健侧膨隆，岩骨和蝶骨位置较高，额突较大，两侧颞骨鳞部或顶骨局部变薄或隆起。CT、MRI扫描可见广泛性程度不等的脑萎缩，有局灶体征者可见大脑皮质和髓质发育不良，脑软化灶，囊性变，脑室扩大或脑穿通畸形等。

四、诊断和鉴别诊断

(一)诊断

本病缺乏特异性诊断指标，主要依靠临床诊断。我国小儿脑性瘫痪会议(2004年)所定诊断条件为以下几点。

(1)引起脑性瘫痪(简称脑瘫)的脑损伤为非进行性。

(2)引起运动障碍的病变部位在脑部。

(3)症状在婴儿期出现。

(4)有时合并智力障碍、癫、感知觉障碍及其他异常。

(5)除外进行性疾病所致的中枢性运动障碍及正常小儿暂时性的运动发育迟缓。

高度提示脑性瘫痪的临床表现有以下几种情况：①早产儿，低体重儿，出生时及新生儿期严重缺氧、惊厥、颅内出血和核黄疸等。②精神发育迟滞、情绪不稳和易惊，运动发育迟缓、肌张力增高及痉挛典型表现。③锥体外系症状伴双侧耳聋和上视麻痹。

(二)鉴别诊断

1.遗传性痉挛性截瘫

单纯型儿童期起病，双下肢肌张力增高、腱反射亢进、病理征及弓形足，缓慢进展病程，有家族史。

2.共济失调毛细血管扩张症(Louis-Barr 综合征)

常染色体隐性遗传病，呈进展性，表现共济失调、锥体外系症状、眼结合膜毛细血管扩张和甲胎蛋白显著增高等，因免疫功能低下常见支气管炎和肺炎等。

3.脑炎后遗症

有脑炎病史，表现智力减退、易激惹、兴奋、躁动和痫性发作等。

五、治疗

脑性瘫痪尚无有效的病因治疗，目前主要采取物理疗法、康复训练和药物治疗等适当措施帮助患儿获得最大限度的功能改善。痉挛、运动过多、手足徐动、肌张力障碍及共济失调等可采用康复训练配合药物治疗，必要时手术治疗。

(一)物理疗法及康复训练

(1)完善的护理、充足的营养和良好的卫生。

(2)长期坚持科学的智能、语言和技能训练。

(3)采取物理疗法、体疗和按摩等促使肌肉松弛，改善下肢运动功能、步态和姿势。

(4)手指作业治疗有利于进食、穿衣、写字等与生活自理有关的动作训练。

(5)支具和矫正器可帮助控制无目的动作，改善姿势和防止畸形。

(二)药物治疗

1.下肢痉挛影响活动者

可以试用巴氯芬，自小量开始，成人 5 mg，每天 2 次口服，5 天后改为每天 3 次，以后每隔 3～5 天增加 5 mg，可用 20～30 mg/d 维持；儿童初始剂量 0.75～

1.5 mg/(kg·d),此药也可鞘内注射;不良反应有嗜睡、恶心、眩晕、呼吸抑制,偶有尿潴留;或用苯海索(安坦),有中枢抗胆碱能作用,2~4 mg 口服,每天 3 次;或用氯硝西泮,成人首次剂量 3 mg,静脉注射,数分钟奏效,半清除期 22~32 小时,有呼吸及心脏抑制作用。

2.震颤治疗

可试用苯海拉明。

3.运动过多

可试用氟哌啶醇、地西泮(安定)和丙戊酸钠。

4.伴发癫痫者

应给予抗癫痫药。

5.胆红素脑病(核黄疸)治疗

重症病例出生即出现黄疸、呕吐、昏睡、总胆红素迅速上升及血红蛋白下降等,应交换输血,必要时多次输血,降低血清非结合胆红素水平,保护神经系统;血清蛋白可促进胆红素结合,紫外线照射可促进间接胆红素转化。

(三)手术治疗

1.选择性脊神经后根切断术(SPR)

SPR 是显微外科技术与电生理技术结合,选择性切断脊神经后根部分与肌牵张反射有关的Ⅰa类肌梭传入纤维,减少调节肌张力与姿势反射的γ环路中周围兴奋性传入,纠正皮质病变使下行抑制受损导致的肢体痉挛状态;脑性瘫痪痉挛型如无严重系统疾病、脊柱畸形及尿便障碍,可首选 SPR 加康复训练,3~10 岁时施行为宜;患儿术前应有一定的行走能力、智力接近正常,术后坚持系统的康复训练也是治疗成功的基本条件。

2.矫形外科手术

矫形外科手术适用于内收痉挛、肌腱挛缩和内翻马蹄足等,可松解痉挛软组织,恢复肌力平衡及稳定关节。

第六章

变 性 疾 病

第一节 额颞叶痴呆

额颞叶痴呆(frontotemporal dementia,FTD)是始于中年的进行性痴呆,特点是缓慢发展的性格改变及社会性衰退(包括社会品行极度改变、释抑制行为)。随后出现智能、记忆和言语功能的损害,(偶然)伴有淡漠、欣快和锥体外系症状。神经病理学表现是选择性额叶或颞叶萎缩,而神经炎斑及神经纤维缠结的数量未超出正常的老龄化进程,社交及行为异常的表现出现在明显的记忆损害之前。目前已认为FTD是仅次于阿尔茨海默病和路易小体痴呆的另一种常见中枢神经系统退行性疾病,约占老年期痴呆人群20%。由于对本病的认识不足,诊断上多将其划归在阿尔茨海默病或其他痴呆综合征,加上流行病调查资料有限,因此其诊断率可能远低于实际发病率。综合各国痴呆的尸检提示FTD的患病率为1%~12%。

FTD的发病年龄低于阿尔茨海默病,好发于老年前期,以45~65岁为多发年龄段。文献报道中有30岁以前和80岁发病的患者,甚至有1例于21岁发病的FTD。Neary等(2005)调查了英国和荷兰的资料显示,45~64岁的患病率为1.5%,50~59岁的患病率为3.6%,60~69岁的患病率为9.4%,70~79岁下降至3.8%。40%~50%的患者有家族史,男女比例为50:50。平均存活期限6~8年,最短2年,最长20年。部分合并运动神经元障碍(MND)的FTD患者病死率高,平均生存年限为3年,主要与吞咽困难及吸入性肺炎有关。

有关FTD的描述要早于阿尔茨海默病。1892年Arnold Pick最早报道进行性精神衰退和语言功能障碍病例,依据脑的尸检资料,描述了与局灶性额颞叶萎缩有关的痴呆综合征,他注意到在正常和萎缩的脑组织之间有明显的分界。Aloies Alzheimer 后来报道了该类患者脑内神经元的空泡性变化和细胞内包涵体(后称为 Pick 小体)。20 世纪 20 年代以后许多学者依据本痴呆综合征出现 Pick 小体和细胞空泡化的特点,将本病命名为 Pick 病,以有别于阿尔茨海默病。

1982 年,Mesulam 报道 6 例进行性失语,并在数年内逐渐加重,表现出痴呆征象,但非全面性痴呆,称之为原发性进行性失语(primary progres sive aphasia,PPA)。随后又有报道单独右侧额或颞区变性病例,表现为不能认识家人、不能记住地形间联系等。Neary 等(1998)以及 Snowden 等(2002)总结多数病例后提出额叶性行为异常概念,即失抑制、冲动、惰性、社交意识丧失、忽视个人卫生、精神僵化、刻板行为及"利用行为"(即捡起和使用环境中任何物体),还包括语言功能异常如说话减少、缄默、模仿语言及重复语言等。

最近几年,发现部分患者在出现与额颞叶萎缩有关的痴呆症群的同时,伴有进行性的运动神经元病,或伴有帕金森病综合征。1987 年,Gustafson 首先提出额颞叶痴呆这一概念,包括:Pick 病、额颞叶变性(FTLD)、进行性失语(progressive aphasia)、语义性痴呆(semantic dementia,SD)。

FTD 可合并运动神经元病(motor neural disease,MND)或帕金森综合征。尽管与额颞叶变性有关的综合征很多,而且组织病理改变也不尽相同。但近年来,已倾向采用 FTD 这一诊断来概括这一临床综合征。

随着临床研究的进展,研究者在 1994 年就提出了额颞叶退行性病变(frontotemporal lobar degeneration,FTLD)这一概念,包括 FTD、语义性痴呆(SD)和进行性非流畅性失语(progressive nonfluent aphasia,PNFA)。

一、病因和发病机制

FTD 的病因及发病机制尚不清楚。研究显示额颞叶痴呆与 Pick 病患者额叶及颞叶皮质 5-HT 能递质减少,推测额颞叶功能减退可能与 5-HT 系统改变有关。脑组织及脑脊液中 DA 释放也有下降,而未发现胆碱能系统异常。但近年 Odawara(2003)发现在不具有 Pick 小体的 FTD 患者的颞叶中,毒蕈碱样乙酰胆碱受体的数量明显减少,尤其是 M1 型受体。与突触前胆碱能神经元受损不同,这种胆碱受体神经元损害更为严重,并且胆碱酯酶抑制剂治疗无效。40%~50%患者有阳性家族史。在具有常染色体显性遗传家族的患者中,发现与 17 号染色体长臂 17q6-22 有关。

(一)病因和发病机制

在 Pick 型和微空泡化型中观察到有 tau 基因突变,提示这两种病理类型有共同的基因基础。在临床表现为单纯额颞叶痴呆的患者中,观察到与 3 号染色体的突变有关,而额颞叶痴呆伴发运动神经元病的患者与 9 号染色体突变有关。其他的危险因素有电抽搐治疗和酒精中毒。

正常成年人脑表达有 6 种 tau 的异构体,这 6 种异构体是由单一基因编码,通过对外显子 2、3 和 10 的可变剪接(alternative splicing)而产生的。外显子 10 的编码决定了 tau 蛋白是含有 3 个还是 4 个微管结合重复片段(three or four microtubule binding repeats,3R-tau 或 4R-tau)。4R-tau 比 3R-tau 具有更强的刺激微管组装的能力,但也更容易被磷酸化而聚集形成双螺旋纤维细丝。在正常人脑中,3R-tau 和 4R-tau 的表达比例大约是 1,但在某些 17 号染色体连锁性额颞叶痴呆合并帕金森综合征(frontotemporal dementia with Parkinsonismlinked to chromosome17,FTDP-17)的患者,至少发现有 15 种发生在 tau 基因上的突变引起 tau 外显子 10 的可变剪接失调,导致患者脑中 3R-tau 和 4R-tau 的比例失衡。此外,3R-tau/4R-tau 比例失调不仅见于 FTD(3R-tau＞4R-tau),还见于进行性核上性麻痹(progressive supranuclear palsy,PSP)(3R-tau＜4R-tau)、基底节退行性病(corticobasal degeneration,3R-tau＜4R-tau)以及 Down 综合征(Down's syndrome,3R-tau＞4R-tau)。

常染色体显性遗传家族史的 FTD 患者中有 25％～40％可检测到微管相关蛋白 tau(MAPT)基因突变,包括第 9、10、11、12、13 外显子等位点突变。这种 tau 蛋白异常所致疾病,现又被命名为 tau 蛋白病(tauopa thies),它包括 FTD 和 PSP。但仍有 60％有阳性家族史的 FTD 患者不能发现 MAPT 基因存在突变。

Morris(2001)对 22 个常染色体显性遗传的 FTD 的家族进行了 tau 突变基因分析,结果表明有半数的家族存在着位于 17q6-22 的 tau 基因突变,目前已发现 30 余个突变位点。病理上发现在神经元或胶质细胞有 tau 蛋白沉积的病例中,全部观察到 tau 基因突变。而另两个病理上分别表现为泛素沉积和细胞丢失伴空泡化的家族均未观察到 tau 基因突变。但由于来源于不同研究小组的报告提示 FTD 的基因突变的多相性,目前在 FTD 的基因突变类型、病理类型和临床类型之间还找不出一致性。

有关 FTD 精神症状神经生物学基质的研究甚少,影像学研究发现,有语言障碍的 FTD 患者左额-颞叶萎缩显著,而那些有行为综合征的 FTD 患者表现为双侧或右侧左额-颞叶病理改变。还有证据表明,攻击行为与 FTD 患者左侧眶额部皮质灌流减少有关。

(二)病理

FTD脑部大体病理表现为双侧额叶,颞叶前端的局限性萎缩。有时可见纹状体、基底节、桥核、脑神经核和黑质改变,杏仁核与海马的CA1区有明显萎缩,而Meynert基底核相对完好。光镜下可见萎缩脑叶皮质神经元缺失、微空泡形成、胶质增生和海绵样变,这种改变以皮质Ⅱ层明显。神经元和胶质可见tau的沉积,部分神经元胞质内含有均匀的界限清楚的嗜银Pick小体,约15%病理出现Pick小体。此外还有其他病理改变,如老年斑、神经原纤维缠结或Lewy小体。FID的组织学观察分为3种主要类型。

1.组织微空泡变类型

该型最常见,占全部病例的60%,主要以皮质神经元的丢失和海绵样变性或表层神经毡的微空泡化为特征,胶质增生轻微,无肿胀的神经元,残留细胞内无Pick小体。边缘系统和纹状体可受累但轻微。

2.Pick型

约占25%,表现为皮质神经元丢失,伴广泛和明显的胶质细胞增生,细胞微空泡化,残留细胞内可出现Pick小体,大多数病例中tau蛋白及泛素免疫组化染色阳性,边缘系统和纹状体受累可能比较严重。

3.混合型

约占15%,患者临床表现为FTD伴运动神经元病变,病理上多表现为微空泡化型,极少情况下为Pick型,同时伴有运动神经元病的组织病理改变。许多免疫组织化学方法有助于FTD的诊断和排除诊断,tau蛋白抗体免疫组化染色是诊断FTD的最基本方法,泛素免疫组化染色也作为常规检查的重要手段,因部分tau染色阴性的组织可能会呈现泛素阳性。有些病例泛素染色可显示Lewy小体,此时采用α-共核蛋白(α-synuclein)免疫组化染色可排除路易体痴呆。

由于目前对FTD的退行性病变发生及进展的机制并不清楚,对FTD的病理诊断有一定的局限性。而且FTD众多的临床综合征中并不全部具有相应的病理改变。采用病理诊断的手段主要是用于确定病理改变的部位,累及的范围及程度,排除我们已知的某些疾病,并试图确立与某些症群相关的病理基础,如FTD的去抑制症状与眶额和颞叶前端受累有关。情感淡漠提示病变累及额极及后外侧额叶皮层,刻板性动作的出现与纹状体及颞叶的累及有关,颞叶新皮层尤其颞叶中下回的损害与语义性痴呆有关。另外有些研究表明半球病变的非对称性受累可影响其行为学表现,右半球病变与患者社会性行为异常改变相关。

最近研究发现,FTD特别是17-染色体关联的FTD[即连锁于17号染色体伴帕金森综合征的额颞叶痴呆(hereditary frontotemporal dementia with Parkinsonismlinked to chromosome,FTDP-17)],呈常染色体显性遗传,在第17号染色体上已发现 *tau* 基因编码区和内含子的多个错义和缺失突变,导致tau蛋白功能改变、过度磷酸化,形成FTDP-17病理性tau蛋白,引起了额颞叶痴呆和帕金森综合征表现)。FTDP-17病理性tau蛋白等位基因的发现强烈表明病理性tau蛋白是神经退行性病变的一个主要原因,或者至少与一些病理心理学表现形式有关。

二、临床表现

(一)症状

行为改变可能是由于前额皮质和皮质下边缘系统密集连接变化所致,这些区域是产生和调节人类行为特别是情绪和人格特质的脑部重要结构。行为改变是FTD的主要症状,称为行为型FTD综合征,包括行为脱抑制、冲动和粗鲁的社会行为。在行为型FTD综合征中,还有各种不同的症状。①脱抑制综合征:脱抑制、随境转移和无目的的活动过多,这些症状与扣带前回额叶和颞极萎缩有关联。②淡漠综合征:情感淡漠、缺乏活力和意志丧失,发生于额叶广泛萎缩并延续到额颞叶皮质。

由于FTD隐袭性起病,渐进性发展,且早期记忆力和空间定向力保留,故早期难以辨认。FTD最早最常见的症状是人格和行为的变化。至中晚期,主要临床特征为有明显的性格和行为异常、明显的语言障碍。

1.FTD早期的临床表现

(1)社会人际交往能力下降:表现为不遵循社会行为道德规范,脱抑制,有放纵自身行为。

(2)个人行为障碍:表现为明显偏离日常行为表现,出现消极,懒惰,或者有时表现为活动过度,如徘徊等。

(3)表达能力下降:表现为不能描述个人的症状,在遇上困难时不能表达自己的要求;而记忆和空间定向力早期相对保留。

2.FTD中晚期的临床表现

(1)情感障碍:情感迟钝,表现为丧失表达感情的能力,如不能表达个人的喜怒哀乐,社会情感障碍表现为局促不安,缺乏同情心。

(2)言语障碍:较为明显,表现为表达困难,而模仿能力相对保留。刻板性使用单句、词甚至是某个音节,最后患者多出现缄默状态。

(3)行为障碍:可有刻板性的动作,如不自主搓手、踏脚等。使用物品的行为异常表现为"利用行为",即患者仅去抓拿、使用出现在他们视野中的物品,而不管该物品是否合适,如患者可能去端眼前的空杯子喝酒。

(4)饮食紊乱:饮食习惯常改变,表现为食欲增加,爱吃甜食。

(5)控制能力削弱:思维僵化,固执,注意力涣散和冲动行为。

(6)Kluve-Buay综合征:即表现为额叶损害症状,常见摸索行为、抓握反射、口探索症,强迫探索周围物体(抓、摸眼前物体)。

(7)幻觉:与其他痴呆相比,FTD的幻觉比较少见。

(8)人格改变:表现为不修边幅,不讲卫生。

由于FTD患者的认知状态相对正常,空间和时间准确定位可维持很长时间,经常惹是生非,家属因难以忍受他们这种异常行为而前来就诊者较多。这类患者在晚期可出现运动障碍,加之以前与家属成员积怨较多,缺乏照料,往往生活质量十分低劣。

(二)分型

目前的临床分型主要根据早期临床表现,也有根据影像学资料和病理变化分型。

1.行为型 FTD(behavioral FTD)

行为型FTD占FTD的40%～60%。该型以进行性人格特征和行为改变为标记,空间技能和记忆相对保留。患者内省力缺失,不能意识到自己疾病的发展,对自身的人格改变不关心、不苦恼。临床表现为性兴趣明显增加或减退,失抑制性如愚蠢样、无目的活动过度、使用物品的行为异常、不恰当的诙谐,以及个人卫生和修饰能力下降。不过,偶尔有患者能够获得或利用艺术或音乐技能,特别是FTD的"颞叶变异者"。部分患者表现为刻板、仪式样行为。40%～65%有冲动行为,情感淡漠、不关心、冷淡、兴趣减退、人际疏远以及缺乏同情心也较常见,而抑郁症状相对少见。

失抑制性的FTD病理改变主要限于额眶中和颞前区;而淡漠性的病理改变多半在右侧额叶,也遍及额叶并向额皮质背外侧延伸;刻板性行为的FTD病理改变主要为纹状体变化以及皮质(以颞叶为主而非额叶)受累。

2.语义性痴呆(semantic dementia,SD)

有关SD的患病比例报道颇不一致,为6%～40%。SD以言语障碍为特征,即言语缺乏流畅性、词义丧失、找词时的停顿或语义性言语错乱,知觉障碍主要表现为家庭成员脸面再认或物体命名损害。而知觉对比、模仿画图、单词的重复应用、根据音标调整单词的听写能力均保持。SD 总伴有颞叶萎缩,但颞叶萎缩并不是 SD 的唯一病理解释。SD 病理表现可各种各样,有时可合并阿尔茨海默病。

3.原发性进行性失语(primary progressive aphasia,PPA)

PPA 在 FTD 中的比例为 2%～20%,其主要临床症状为慢性、进行性语言功能衰退,找词困难,说话流利性降低(非流利性失语)或踌躇不定,以及语言理解困难和构音障碍,痴呆发展比较晚。这种发病形式提示为左侧半球语言皮质存在局灶性病损(即左侧额颞叶),但影像学通常并不能发现脑萎缩。这种仅出现语言功能障碍而无明显认知功能衰退证据的病程可长达 10～12 年。PPA 患者的痴呆发生率可能在数年后达到 50% 左右。

需要说明的是,在疾病后期,额颞叶变性、原发性进行性失语、语义性痴呆等,症状多重叠,不易分型。例如,约有 16% 的 FTD 是 SD 与 PPA 的混合型。

三、检查

(一)临床检查

神经系统查体一般无局灶性阳性体征,或仅存有病理反射。可出现原始反射,如吸吮反射与强握反射,大小便失禁,低血压及血压不稳等躯体征。部分患者合并有帕金森病,可有肌强直及运动减少。部分患者合并有肌萎缩性侧索硬化症,可有该疾病的典型表现。

(二)神经心理学

FTD 的神经心理学特征是执行功能受损、持续言语、排序功能障碍、反馈使用不当和额叶测试功能缺陷。表现为额叶相关的功能如抽象、计划和自我调控行为的严重异常,不能良好完成顺序动作。与阿尔茨海默病相比,FTD 患者早期即出现判断力、解决问题能力、社会、家庭事务处理能力及自理能力等方面明显降低,建构和计算能力优于阿尔茨海默病患者,概念、空间和运用能力保留完好。所以日常生活能力量表评定(ADL)较阿尔茨海默病患者差,而记忆和计算能力优于阿尔茨海默病。在散发型、有家族史无 tau 基因突变和有 tau 基因突变的 3 类 FTD 中,淡漠在散发型与 tau 阴性组多见,tau 阴性组执行运用障碍更为多见,而抑郁、偏执、妄想等精神症状只见于散发型。

尽管 FTD 与阿尔茨海默病在症状学上有差异,但对于绝大多数常见的痴呆或其他痴呆性疾病来说,要把他们区别开来可能是困难的。那种生前被诊断为阿尔茨海默病,死后在病理学上诊断为 FTD 的情况并不少见。其中原因是那些符合 FTD 诊断的患者也可能符合 NI NCDS-ADRDA 中阿尔茨海默病的诊断。认知变化指明额叶功能受损,患者表现为注意缺陷,抽象思维贫乏,精神活动转移困难,这些现象可反映在额叶功能损害的神经心理测验中,如威斯康星卡片分类测试(WCST)、伦敦塔测试(tower of London test)或 Hanoi 塔测试(tower of Hanoi test)、线索标记测试(trail making test)和 Stroop 测试。

FTD 各类亚型的认知损害也有差异,颞叶萎缩严重的 FTD 患者显示严重的语义记忆损害,而额叶萎缩明显的 FTD 患者表现为注意和执行功能的缺陷。虽然 FTD 的记忆障碍发生率较高,但患者通常能保留定向,甚至到了疾病晚期还能够良好的追踪最近某人所发生的事情,他们在顺行性记忆的测定上损害没有阿尔茨海默病明显。不过,顺行性记忆测试的具体操作有较多的变数,与认知功能测试不同,患者常不能根据"自由回忆"完成测试。在疾病晚期,伴随远期记忆的严重丧失,可发生明显的遗忘。因此,虽然严重遗忘是阿尔茨海默病最初的特征,但是由于 FTD 的疾病早期阶段就很有可能累及海马和内嗅区,遗忘也存在于许多 FTD 患者。FTD 在音素流畅性任务(给予一个特殊的字,然后让受试者在有限的时间内尽可能说出更多单词的能力。如给予一个"公"字,可以有公正、公证、公信、公平等)和分类流畅性任务(在有限的时间内,说出归属于某种语义分类的词汇的能力,如让患者说出动物的名称,狮、虎、豹等)的执行能力较差,甚至差于阿尔茨海默病患者,但他们又能够较好地进行图片命名、词-图匹配和其他一些语言测验。FTD 与阿尔茨海默病最显著的差异是神经心理学结果显示 FTD 通常保持视觉空间能力。不过,神经心理学测试的操作可能会受到注意缺损、无效的补救策略、不良的组织能力、自我监督的缺乏和兴趣缺乏等因素干扰。

FTD 常常会受到优势半球不对称的影响,左脑受损的 FTD 显示词汇测定的操作能力较差,右侧 FTD 显示 IQ 测试和非词汇评定(如设计流畅性、图片排列)的操作能力较差,以及 WCST 的持续反应数增加和概括力水平数下降。

对于 FTD,简易精神状态检查(MMSE)不是有用的筛检工具,因为严重受损的 FTD 患者(甚至在需要护理的时候)会显示正常的 26～30 的 MMSE 分值。有的研究发现 FTD 与阿尔茨海默病之间仅有词汇性顺行性记忆方面的差异。多数研究发现,在应用 MMSE 评定痴呆的严重性时,阿尔茨海默病患者仅存在非语言性测验如视觉结构、非词汇性记忆和计算等方面的操作缺陷。总体上,FTD 在执行功能和语言功能上的损害比记忆操作更严重,而阿尔茨海默病则相反。FTD 具有较好的编码功能,可以通过提示回忆,其记忆下降的速度要慢于阿尔茨海默病。FTD 可以根据 WAIS-R 的词汇(vocabulary)、积木图案(block design)亚测试配对联系学习评定与阿尔茨海默病鉴别,其精确率达 84%。

(三)神经影像学

Lund 和 Manchester 标准的效度一直以神经影像学为金标准来评定,其中与"口部活动过度、社交意识丧失、持续和刻板行为、进行性言语减少以及空间定向和行为能力保持"等有关的标准能够成功地区别 FTD 和阿尔茨海默病,但诸如"抑郁/焦虑、疑病、心理僵化、模仿言语、隐袭起病以及晚期缄默症"等标准则对 FTD 和阿尔茨海默病的鉴别诊断无帮助。

1.CT/常规 MRI

CT 发现 FTD 有对称或不对称性额颞叶萎缩,而半球后部相对正常,侧脑室可扩大,尾状核头部可见萎缩。根据病程不同,受累区域显示不同程度的萎缩,最终显示"刀片"样改变。不同亚型显示不同的区域萎缩:行为改变者显示右侧额叶萎缩,进行性失语显示优势半球外侧裂周围区域的萎缩。

MRI 在测定脑体积方面比 CT 优越,MRI 对局部脑萎缩的研究具有较好的空间解决能力、几乎没有颅骨伪影以及在 FTD 受累的眶额区和颞区更能提供证据,并可用于与阿尔茨海默病的鉴别。MRI 可发现 FTD 额颞叶的显著萎缩,当然也有例外,如顶叶萎缩。受累皮质下白质 T_2WI 呈现显著增强的信号。FTD 和阿尔茨海默病两者虽都有多部位的萎缩,但 FTD 在额中部和颞前区的萎缩较阿尔茨海默病明显。

虽然颞中叶萎缩与阿尔茨海默病有关,但 FTD 也能出现颞叶改变。行为型 FTD 在 MRI 的特征是右侧额叶萎缩,或者说 FTD 的行为表现可能与右侧额叶萎缩相关。阿尔茨海默病则显示两侧额叶萎缩。

PPA 最常见的结构特征是在 CT 或 MRI 上被描述为左外侧裂周围区域萎缩,更典型的表现是在前外侧裂周围区域。SD 的脑萎缩与之相反,更多地表现在后外侧裂周围区域。或者是颞中叶、颞内侧和颞的两极萎缩,萎缩在颞前叶最明显,颞后叶较轻。左侧颞叶萎缩比右侧颞叶或两侧颞叶更多见。

FTD 海马萎缩的类型和阿尔茨海默病不同,阿尔茨海默病表现为海马均匀性萎缩,而 FTD 表现为前端萎缩。

2.磁共振波谱法

与阿尔茨海默病相鉴别的另一有效手段是磁共振波谱法(MRS),MRS 为研究活体人脑内大量精神药物及代谢物提供了有用的方法,使用锂-7MRS 和氟-19MRS已经获取精神药物对于靶器官（如大脑）的药代动力学和药效动力学特点资料。质子和磷-31MRS可测量几种重要脑代谢物的脑内浓度,明显提高了人们对大量精神障碍病理生理学的认识。

MRS对鉴别诊断可提供有价值的资料,MRS显示FTD患者额叶乙酰天冬氨酸、谷氨酸和谷氨酰胺浓度下降比阿尔茨海默病显著,而肌醇浓度上升明显高于阿尔茨海默病患者,提示神经元丧失和胶质增生。MRS对FTD与阿尔茨海默病的鉴别诊断准确率高达92%。FTD与阿尔茨海默病相比,FTD患者额叶乙酰天冬氨酸浓度下降28%,谷氨酸和谷氨酰胺下降16%,肌醇上升19%。

3.PET/SPECT

功能性影像学显示左侧Sylvian区低灌流是PPA或SD的特征,而行为型FTD则表现为右侧或双侧额叶低灌流。PET检测发现,FTD患者脑部代谢降低主要见于额前皮质的背外侧和腹侧、额极、扣带回前部区域,亦可见于双侧额叶前部、右侧顶叶下部和双侧纹状体。

SPECT扫描可发现双侧对称性额颞叶的局限性异常。采用突触后多巴胺D_2受体的配体^{123}I-苯甲酰胺(^{123}I-benzamide,^{123}I-BZ M)SPECT检查FTD和阿尔茨海默病,并与^{99m}Tc-H MPAO SPECT结果比较,^{99m}Tc-H M PAO SPECT提示阿尔茨海默病和FTD均呈额叶低灌注,而^{123}I-BZ M SPECT提示FTD额叶上部区域配体吸收率明显低于阿尔茨海默病,表明在FTD患者额叶皮质DA系统受损比阿尔茨海默病明显严重。

显示灌流特性的HMPAO-SPECT和显示代谢特征的FDG-PET研究典型的显示额颞叶区功能下降,这些缺陷在FTD的早期就能看到,相反在阿尔茨海默病病例中,要到较晚时期才能看到(颞顶叶缺陷)。

(四)实验室检查

1.CSF

文献报道中有关CSF中tau蛋白浓度的结果大相径庭,或明显高于正常人群,明显低于健康对照者。而Aβ-42水平虽显著低于对照者,但又显著高于阿尔茨海默病患者。加上CSF中tau蛋白浓度与MMSE评分无关。因此,CSF中tau蛋白和Aβ-42水平与FTD病情无相关性。CSF星形细胞中的S2100β,是一种钙结合蛋白,其浓度的升高可能反映FTD有明显的星形胶质细胞增生。但S2100β水平与FTD发病年龄、病情及病程等均无关。因此也不作为FTD的常规检查。

2.组织病理学

FTD 的萎缩皮质处,神经元数量明显减少,残存神经元呈现不同程度的变性、萎缩,其中胞体呈梨形膨大的变性细胞称之为 Pick 细胞,而其胞质内存在与细胞核大小相似、嗜银性球形的包涵体称之为 Pick 小体。检测 Pick 小体的最佳标志为 tau 染色抗体,泛素也存在于 Pick 小体内,但泛素标志与 tau 并不一致。电镜研究 Pick 小体主要由大量 tau 原纤维杂乱排列形成,对泛素、α-共核蛋白和 ApoE 等抗体也可着色。这些 tau 免疫反应、分散的微丝样物,呈狭窄、不规则卷曲的带状,宽度约 15 nm,交叉空间 >150 nm,且周围并无包膜。部分神经胶质细胞内也可发现有 Pick 小体样包涵物。

(五)电生理

疾病早期脑电图检查常表现为正常,在中晚期可见单侧或双侧额区或颞区出现局灶性电活动减慢,但无特异性诊断价值。P300 和 N400 均显示有认知功能缺损现象。

四、诊断和鉴别诊断

(一)诊断

由于本病临床、病理改变和基因类型之间缺乏一致性,在诊断上有难度。青壮年发病者有时可误诊为精神分裂症或心境障碍,而中老年发病者又容易与其他的变性疾病和系统疾病相混淆。其在症状学上最突出的特点为隐袭起病、进展性发展的行为异常和语言障碍。需除外中枢神经系统导致认知和行为异常的其他进行性疾病,如脑血管病性痴呆、帕金森病、进行性舞蹈病等。导致痴呆的系统疾病如甲状腺功能低下、人类免疫缺陷病毒感染等亦需除外。

既往诊断经典型 Pick 病必须在脑组织的神经元内观察到 Pick 小体,但大多数 FTD 并无 Pick 小体出现,而且 Pick 小体也可见于其他神经变性病如皮质基底节变性(CBD)及进行性核上性瘫痪(PSP)等。所以是否存在 Pick 小体对于 FTD 的诊断并无肯定价值。

有关 FTD 诊断标准尚不统一,DSM-Ⅳ 没有单独的额颞叶痴呆诊断。ICD-10 和我国的 CCMD-3 虽然没有额颞叶痴呆诊断名称,但标出的匹克病(Pick disease)性痴呆实际性质与额颞叶痴呆相似,可供参考。

1.ICD-10 的匹克病性痴呆诊断标准

(1)进行性痴呆。

(2)突出的额叶症状,伴欣快、情感迟钝、粗鲁的社交行为、脱抑制以及淡漠或不能静止。

（3）异常的行为表现常在明显的记忆损害之前出现。

2.CCMD-3 的匹克病所致精神障碍诊断标准

起始于中年（常在 50～60 岁）的脑变性病导致的精神障碍，先是缓慢发展的行为异常、性格改变，或社会功能衰退，随后出现智能、记忆及言语功能损害，偶可伴有淡漠、欣快及锥体外系症状。神经病理学改变为选择性额叶或颞叶萎缩，而老年斑及神经原纤维缠结的数量未超出正常老龄化进程。

（1）符合脑变性病所致精神障碍的诊断标准，在疾病早期记忆和顶叶功能相对完整。

（2）以额叶受损为主，至少有下列 3 项中的 2 项：①情感迟钝或欣快；②社交行为粗鲁、不能安静，或自控能力差；③失语。

（3）缓慢起病，逐步衰退。

（4）排除阿尔茨海默病、脑血管病所致精神障碍或继发于其他脑部疾病的智能损害。

3.Chow 标准

（1）50～60 岁时发病（平均 56 岁）。

（2）以失抑制或犯罪行为起病。

（3）社交意识丧失。

（4）强迫行为。

（5）精神错乱或冲动（此症也可见于阿尔茨海默病，但以 FTD 多见）。

（6）心境异常（常为忧郁，有时欣快）。

（7）刻板重复语言。

4.Lund 和 Manchester 标准

（1）核心诊断：①隐袭起病，进行性发展；②早期的社会人际行为下降或社交意识丧失；③早期的人际协调行为损害；④早期的情感平淡；⑤早期的内省力丧失。

（2）支持诊断：①行为障碍，个人卫生及修饰能力下降，心理僵化和缺乏灵活性，注意分散并不能持久，口部活动过度和进食改变，持续和刻板行为，利用行为（使用出现在他们视野中的物品）；②言语障碍，言语表达改变（非自发地、节约地讲话），刻板言语，模仿言语，持续言语，晚期缄默症；③生理体征，原始反射，失禁，运动不能、僵直和木僵，血压下降或不稳定；④检查，神经心理学检查提示在没有严重遗忘、失语或空间知觉障碍的情况下额叶测验明显损害，脑电图检查提示尽管有痴呆证据但常规脑电图正常,结构性或功能性脑影像学检查提示优势半球的前额和颞前回异常。

(3)排除诊断:①突发事件后急性起病;②起病与颅脑外伤有关;③早期出现严重的健忘;④空间定向障碍;⑤讲话呈痉挛性、慌张、缺乏逻辑;⑥肌阵挛;⑦皮层脊髓衰弱;⑧小脑性共济失调症;⑨手足徐动症。

(4)相对排除诊断:①典型慢性酗酒史;②持续高血压;③血管性疾病史(如心绞痛、间歇性跛行);④全身性疾病(如甲状腺功能减退)或物质诱导性疾病等。

此标准可 100％鉴别 FTD 与阿尔茨海默病。早期以个人和社交意识丧失、口部活动过度,以及刻板、重复行为对鉴别两种疾病的敏感度为 63％～73％,特异度可高达 97％～100％。

5.Work Group 标准

(1)出现行为或认知缺陷,表现为早期进行性人格改变,以行为调整困难为特征,常导致不合适的反应或活动;表现为早期进行性语言功能改变,以对语言理解异常或严重命名困难及词义异常为特征。

(2)社交或职业功能明显异常,或以往功能水平的明显降低。

(3)病程以渐进性发病、持续性进展为特征。

(4)第 1 条症状排除由其他神经系统疾病(如脑血管病)、全身性疾病(如甲状腺功能减退)或物质诱导性疾病等引起。

(5)这些缺陷症状在谵妄状态时不发生。

(6)这些异常不能以精神疾病诊断解释(如忧郁)。

6.Mckhann(2001 年)标准

(1)行为和认知功能的异常表现:①早期进行性人格改变,突出表现为难以调整行为规范,导致经常不适当的反应或行为。②早期进行性语言功能改变,其特点是语言表达困难、赘述或者严重的命名困难以及词义理解困难。

(2)标准(1)中①或②列举的异常可以导致社会或者职业功能的严重损害。

(3)逐渐起病,功能持续性下降。

(4)标准(1)中①或②列举的功能障碍不是由于其他神经系统疾病(如脑血管病)、系统性原因(如甲状腺功能减退)或者某种物质诱发引起。

(5)此类功能障碍不是由于谵妄或精神疾病引起,如躁狂症、抑郁症。

(二)鉴别诊断

FTD 早期有各种行为异常,易被误诊为阿尔茨海默病、血管性痴呆、精神分裂症、麻痹性神经梅毒、正常压力脑积水、心境障碍以及路易体痴呆等。

1.阿尔茨海默病

FTD 在症状上须和阿尔茨海默病进行鉴别。尽管 FTD 和阿尔茨海默病均可在老年前期发病,但阿尔茨海默病往往随年龄的增加发病率升高,而 FTD 很少在 75 岁以上发病。FTD 常在疾病的早期出现行为异常,而阿尔茨海默病则很少出现。与 FTD 不同,阿尔茨海默病早期可保留正常的社会行为,尽管存在记忆障碍,但患者还能通过主观努力克服其记忆缺陷,并保留其在社会的体面。

FTD 行为改变的特点是刻板和饮食行为,以及社会意识丧失,这些症状只发生在 FTD,而不发生在阿尔茨海默病患者。FTD 患者比阿尔茨海默病表现为更多的情感淡漠、脱抑制、欣快和异常的动作行为。

随着阿尔茨海默病病情的发展,可出现对某些情况的判断缺陷,比如借了钱不还,但这常因与他们的记忆障碍有关,而不像 FTD 带有某种主动性。阿尔茨海默病的情感淡漠多发生在个别情况下,而不像 FTD,其情感淡漠是贯穿性的,表现出对他人和社会的漠不关心。另外阿尔茨海默病早期可出现明显的学习和记忆障碍,随着病情的发展,远近记忆都会丧失。但大多数 FTD 患者早期记忆损害轻微,比如存在记忆损害的 FTD 患者可回忆近期的某些事件,但当进行记忆测试的时候却不一定得到好的成绩,因为 FTD 虽然在早期记忆和空间定向力相对保留,但因患者注意力高度涣散,常缺乏主动性,可影响到该项检查的结果。另外,FTD 比阿尔茨海默病更有可能出现运动神经元病。

神经影像学方面,SPECT 提示阿尔茨海默病和 FTD 均呈额叶低灌注,而采用突触后多巴胺 D_2 受体的配体 SPECT 检查提示 FTD 额叶上部区域配体吸收率明显低于阿尔茨海默病,表明在 FTD 患者额叶皮质 DA 系统受损比阿尔茨海默病明显严重。这无疑是这两种痴呆鉴别的有效手段。与阿尔茨海默病相鉴别的另一有效手段是 MRS,其对 FTD 与阿尔茨海默病的鉴别诊断准确率高达92%。FTD 患者额叶乙酰天冬氨酸、谷氨酸和谷氨酰胺浓度下降比阿尔茨海默病显著,而肌醇浓度上升明显高于阿尔茨海默病患者。

神经心理学方面,可应用 MMSE、CDR 测试,FTD 患者 CDR 分值明显低于阿尔茨海默病,早期即出现判断力、解决问题能力,社会、家庭事务处理能力及自理能力等方面明显降低,而阿尔茨海默病患者记忆损害最重。

2.血管性痴呆

血管性痴呆病程呈阶梯样进展或波动,生活和工作能力下降,但在个人卫生、修饰和人际交往等人格方面保持完整。认知损害分布不均匀,如记忆损害明显,而判断、推理及信息处理损害轻微,自知力可保持较好。而 FTD 隐袭性起病,渐进性发展,且早期记忆力和空间定向力保留。社会人际交往能力下降,表达能力下降,情感迟钝,可有刻板性的动作。

3.精神分裂症

FTD的情感迟钝,刻板性的动作,刻板性使用单句,甚至缄默状态,以及不修边幅,不讲卫生,思维僵化,固执,注意力涣散等表现,可能会与精神分裂症相似。但中老年期出现的精神分裂症多以听幻觉、被害或嫉妒妄想症状突出,且生活自理能力基本正常,更无运动神经功能障碍。随着病程的进展,FTD的智力下降更能作为鉴别要点。

4.抑郁症

中老年期抑郁症患者多思维困难,反应迟缓,音调低沉,动作笨拙,易与FTD早期伴有忧郁者相混。但抑郁症仅表现为词语学习和逻辑记忆的自由回忆以及语义流畅的损害。而FTD表现为刻板性使用单句、词甚至是某个音节。抑郁症患者可通过鼓励,在短时间内表现出良好的记忆力、注意力和计算力,一般无智能障碍和自我放纵的人格改变。

5.路易体痴呆

研究发现FTD与路易小体痴呆在17号染色体存在基因连锁关系,甚至有人称为17号染色体连锁的额颞叶痴呆和帕金森病(frontotemporal dementia and parkinsonismlinked to chromosome17,FTDP-17)。FTD至中晚期与路易体痴呆表现相似,有运动功能障碍,加之应用金刚烷胺和左旋多巴/卡比多巴治疗均有一定效果,故有学者认为两组可能系同一组疾病。路易体痴呆患者的Pick小体中α-共核蛋白呈阳性,FTD的Pick小体中α-共核蛋白呈阴性,两者可以区别。海马的齿状颗粒细胞,额、颞叶皮层的中小细胞存在嗜银球形小体,这种嗜银小体同时表达tau和泛素。这不仅有利于Pick小体与Lewy小体的鉴别,也有利于与运动神经元型额颞叶痴呆的泛素阳性、tau阴性的神经细胞包涵物区别。

6.麻痹性神经梅毒

麻痹性神经梅毒(paretic neurosyphilis,PN)又名麻痹性痴呆,是由梅毒螺旋体侵犯大脑引起的一种晚期梅毒的临床表现,5%~10%的梅毒患者可发展成为麻痹性痴呆。该病隐袭起病,发展缓慢。以神经麻痹、进行性痴呆及人格障碍为特点。随后出现进行性痴呆,常有欣快、夸大、抑郁或偏执等精神病色彩。不洁性交史,梅毒螺旋体感染可疑史,阿-罗瞳孔都可考虑麻痹性痴呆。麻痹性神经梅毒血清康华反应强阳性、螺旋体荧光抗体吸附(fluorescent treponema antibody absorption,FTA-ABS)试验几乎所有神经梅毒患者都呈阳性,可与FTD鉴别。

7.正常压力脑积水

正常压力脑积水是脑膜或蛛网膜增厚和粘连,阻碍了脑脊液正常循环,特别是在脑基底池或大脑凸面处阻止脑脊液正常流向上矢状窦所引起。表现为步态共济失调、皮质下痴呆和排尿中断临床三联症。正常压力脑积水虽然有意志缺失、记忆力减退和情感淡漠症状,但早期没有社会人际行为下降或人际协调行为损害。此外健忘、注意力下降、思维缓慢伴有记忆力缺陷的皮质下痴呆特征以及脑室扩张、腰穿 CSF 压力正常而无视盘水肿等均是正常压力脑积水的特征。

五、预防和治疗

本病目前尚缺乏特异性治疗,由于此类疾病并不出现阿尔茨海默病的胆碱能递质改变的神经生化学异常,所以用于治疗阿尔茨海默病的胆碱酯酶抑制剂并不能改善 FTD 症状。尸解和 PET 的神经生物化学研究表明该病有 5-HT 代谢异常,因此,使用某些选择性 5-羟色胺再摄取抑制剂(SSRIs)对 FTD 的症状可能有效,如氟伏沙明、舍曲林、氟西汀、帕罗西汀可改善患者的脱抑制、抑郁、强迫动作、摄食过量等症状。

DA 受体激动剂应用尚有争议,因为有诱发精神症状的危险。溴隐亭可能改善部分额叶症状,如执行能力和双重任务操作能力。溴隐亭的使用剂量开始为 1.25~2.5 mg,每天 2 次,以后在 2~4 周内每隔 3~5 天增加 2.5~5 mg,找到最佳疗效的最小剂量。

对于攻击性行为,推荐使用 5-HT$_2$/D$_2$ 受体比值较高的第二代抗精神病药物,如奥氮平与利培酮。

卡马西平对于 Klver-Bucy 综合征有效。如出现明显的反应性神经胶质增生,可用抗感染剂治疗。有运动功能障碍者,应用金刚烷胺和左旋多巴/卡比多巴治疗均有一定效果。

神经生长因子可能促进受累神经元的生长、存活和分化,神经肽的作用尚未确定。基因治疗可能有一定前景,干细胞的效果尚需进一步探讨。

FTD 患者的管理主要是通过社会、精神病专家和志愿者构建支持网络,向患者提供日间的、临时休息以及最基本的居民护理的设施,以减轻患者家庭的负担。最好是由为老年患者提供服务的精神病机构来收治这类患者,即使有些早期发作的痴呆或行为损害者还未达到老年期也应如此。

第二节 路易体痴呆

路易体痴呆(dementia with Lewy Bodies,DLB)是一种神经系统变性疾病,临床主要表现为波动性认知障碍、帕金森综合征和以视幻觉为突出代表的精神症状。20 世纪 80 年代前,路易体痴呆的病例报道并不多,直至后来细胞免疫组化方法的诞生使之诊出率大幅度提高。目前在老年人神经变性性痴呆中,它的发病率仅次于 Alzheimer 病。

一、流行病学

一项系统性综述显示,65 岁以上老年人中 DLB 的患病率为 3.6%~7.1%,仅次于 Alzheimer 病和血管性痴呆,男性较女性略多,发病年龄在 60~80 岁。来自欧洲和日本的研究资料也有相似结果。我国尚无完整流行病学资料。

二、病因与发病机制

路易体痴呆的病因和危险因素尚未明确。本病多为散发,虽然偶有家族性发病,但是并没有明确的遗传倾向。

路易体痴呆的发病机制不明确。病理提示 Lewy 体中的物质为 α-突触核蛋白和泛素等,异常蛋白的沉积可能导致神经元功能紊乱和凋亡。但是,α-突触核蛋白和泛素的沉积机制仍有疑问。其可能发病机制有以下两种假设。

(一)α-突触核蛋白基因突变

α-突触核蛋白是一种由 140 个氨基酸组成的前突触蛋白,以新皮质、海马、嗅球、纹状体和丘脑含量较高,基因在第 4 号染色体上。正常情况下 α-突触核蛋白二级结构为 α 螺旋。研究证明,α-突触核蛋白基因突变可导致蛋白折叠错误和排列混乱。纤维状呈凝团状态的 α-突触核蛋白积聚物,与其他蛋白质一起形成了某种包涵物,即通常所说的 Lewy 体。α-突触核蛋白基因有 4 个外显子,如 209 位的鸟嘌呤变成了腺嘌呤,即导致氨基酸序列 53 位的丙氨酸被苏氨酸替代,破坏了蛋白的 α 螺旋,而易于形成 β 片层结构,后者参与了蛋白质的自身聚集并形成淀粉样结构。Feany 等采用转基因方法在果蝇身上表达野生型和突变型 α-突触核蛋白,可观察到发育至成年后,表达突变型基因的果蝇表现出运动功能障碍,脑干多巴胺能神经元丢失,神经元内出现 Lewy 体等。

(二)Parkin 基因突变

泛素-蛋白水解酶系统存在于真核细胞的内质网和细胞质内,主要包括泛素和蛋白水解酶两种物质,它们能高效、高选择性地降解细胞内受损伤的蛋白,避免异常蛋白的沉积,因此发挥重要的蛋白质质量控制作用。在此过程中,受损蛋白必须要和泛素结合才能被蛋白水解酶识别,该过程称为泛素化。泛素化需要多种酶的参与,其中有一种酶称为底物识别蛋白(parkin 蛋白或 E3 酶),该酶由 Parkin 基因编码。如果 Parkin 基因突变导致底物识别蛋白功能损害或丧失,则上述变异的 α-突触核蛋白不能被泛素化降解而在细胞内聚集,最终引起细胞死亡。

三、病理

1912 年,德国病理学家 Lewy 首先发现路易体。这是一种见于神经元内圆形嗜酸性(HE 染色)的包涵体,它们弥漫分布于大脑皮质,并深入边缘系统(海马和杏仁核等)、黑质或脑干其他核团。20 世纪 80 年代通过细胞免疫染色方法发现 Lewy 体内含有泛素蛋白,以后又用抗 α-突触核蛋白抗体进行免疫标记,使诊断率进一步提高。

Lewy 体并不为路易体痴呆所特有,帕金森病等神经退行性疾病均可出现;另外路易体痴呆神经元中可能还有以下非特异性变化:神经炎性斑、神经原纤维缠结、局部神经元丢失、微空泡变、突触消失、神经递质枯竭等,这些变化在帕金森病和 Alzheimer 病也可见到,但分布和严重程度不一,因此可以鉴别。

四、临床表现

路易体痴呆兼具 Alzheimer 病的认知功能障碍和帕金森病的运动功能障碍,但又有其特点。路易体痴呆的临床表现可归结为 3 个核心症状(波动性认知障碍、帕金森综合征、视幻觉)。

(一)波动性认知障碍

认知功能损害常表现为执行功能和视空间功能障碍,而近事记忆功能早期受损较轻。视空间功能障碍常表现得比较突出,患者很可能在一个熟悉的环境中迷路,比如在吃饭的间隙去洗手间,出来后可能无法找到回自己餐桌的路。

相对于 Alzheimer 病渐进性恶化的病程,路易体痴呆的临床表现具有波动性。患者常出现突发而又短暂的认知障碍,可持续几分钟、几小时或几天,之后又戏剧般地恢复。比如一个患者在和别人正常对话,突然就沉默不语,两眼发直,几小时后突然好转。患者本人对此可有特征性的主观描述"忽然什么都不知道了,如同坠入云里雾里",在此期间患者认知功能、定向能力、语言能力、视空间能力、注意力和判断能力都有下降。

(二)视幻觉

50%～80%的患者在疾病早期就有视幻觉。视幻觉的内容活灵活现,但不一定是痛苦恐怖的印象,有时甚至是愉快的幻觉,以至患者乐意接受。早期患者可以分辨出幻觉和实物,比较常见的描述包括在屋子内走动的侏儒和宠物等。视幻觉常在夜间出现。听幻觉、嗅幻觉也可存在,出现听幻觉时患者可能拿着未连线的电话筒畅聊,或者拿着亲友的照片窃窃私语。后期患者无法辨别幻觉,对于旁人否定会表现得很激惹。

(三)帕金森综合征

帕金森综合征主要包括运动迟缓、肌张力增高和静止性震颤。与经典的帕金森病相比,路易体痴呆的静止性震颤常常不太明显。

(四)其他症状

有睡眠障碍、自主神经功能紊乱和性格改变等。快速动眼期睡眠行为障碍被认为是路易体痴呆最早出现的症状。患者在快速动眼期睡眠会出现肢体运动和梦呓。自主神经功能紊乱常见的有直立性低血压、性功能障碍、便秘、尿潴留、多汗、少汗、晕厥、眼干、口干等。自主神经紊乱可能由于脊髓侧角细胞损伤所致。性格改变常见的有攻击性增强、抑郁等。

五、辅助检查

(一)实验室检查

路易体痴呆没有特异性的实验室检查方法,因此检查的目的是鉴别诊断。需要进行的检查有血常规、甲状腺功能、维生素 B_{12} 浓度、梅毒抗体、莱姆病抗体、HIV 抗体检查等。

(二)影像学检查

影像学检查可分为结构影像和功能影像。前者包括 MRI 和 CT,后者包括 SPECT 和 PET。

路易体痴呆在 MRI 和 CT 上没有典型的表现,检查的目的是鉴别其他疾病。MRI 和 CT 可明确皮层萎缩的部位,对于额颞叶痴呆的诊断有一定意义,

Alzheimer病内侧颞叶皮层萎缩的情况较路易体痴呆常见。MRI和CT尚能反映脑白质情况,出现脑白质病变时应注意鉴别血管性痴呆。

SPECT和PET检查手段可分为多巴胺能示踪显像(^{123}I-FP-CIT,^{18}F-dopa)、脑血流灌注显像(^{99m}Tc-HMPAO/^{99m}Tc-ECD/^{123}I-IMP)和脑代谢显像(^{18}F-FDG PET)等,但这些检查尚在研究中,不能临床推广应用。有研究表明,路易体痴呆患者纹状体的多巴胺能活性降低,而Alzheimer病没有变化,故有助于鉴别。还有研究表明,路易体痴呆患者枕叶皮层的代谢率比较低,Alzheimer病正常,故有一定意义。

(三)神经心理学检查

认知功能障碍主要表现在视空间功能障碍。比如,让患者画钟面,虽然钟面上的数字、时针、分针和秒针一应俱全,但是相互间关系完全是混乱的,数字可能集中在一侧钟面,而时针分针长短不成比例;又比如画一幢立体的小屋,虽然各个部件齐全,但是空间关系错误,患者完全不顾及透视关系(图6-1)。

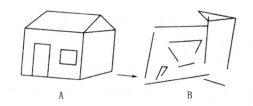

A   B

图6-1 路易体痴呆患者临摹的小屋

A.正确的小屋图形;B.路易体痴呆(DLB)患者临摹的图形

六、诊断

路易体痴呆的诊断比较困难,主要依靠病史,没有特异性的辅助检查手段。而且部分患者兼有Alzheimer病或帕金森病,因此很难鉴别。

2005年,McKeith等报道了一个国际研究小组根据既往标准修改的诊断标准,该标准的主要内容如下。

(一)很可能DLB和可能的DLB必须具备的症状

(1)进行性认知功能下降,以致明显影响社会或职业功能。

(2)认知功能以注意、执行功能和视空间功能损害最明显。

(3)疾病早期可以没有记忆损害,但随着病程发展,记忆障碍越来越明显。

(二)3个核心症状

如果同时具备以下3个特点之二则诊断为很可能的DLB,如只具备一个,则诊断为可能的 DLB。

（1）波动性认知功能障碍，患者的注意和警觉性变化明显。

（2）反复发作的详细成形的视幻觉。

（3）自发的帕金森综合征症状。

（三）提示性症状

具备一个或一个以上的以下症状，并且具有一个或一个以上的核心症状，则诊断为很可能的 DLB；无核心症状，但具备一个或一个以上的以下症状可诊断为可能的 DLB；只有以下提示性症状不能诊断很可能的 DLB。

（1）REM 期睡眠障碍。

（2）对抗精神病类药物过度敏感。

（3）SPECT 或 PET 提示基底节多巴胺能活性降低。

（四）支持证据（DLB 患者经常出现，但是不具有诊断特异性的症状）

（1）反复跌倒、晕厥或短暂意识丧失。

（2）自主神经功能紊乱（如直立性低血压、尿失禁）。

（3）其他感官的幻觉、错觉。

（4）系统性妄想。

（5）抑郁。

（6）CT 或 MRI 扫描提示颞叶结构完好。

（7）SPECT/PET 提示枕叶皮质的代谢率降低。

（8）心肌造影提示间碘苄胍（MIBG）摄取降低。

（9）脑电图提示慢波，颞叶出现短阵尖波。

（五）不支持 DLB 诊断的条件

（1）脑卒中的局灶性神经系统体征或神经影像学证据。

（2）检查提示其他可导致类似临床症状的躯体疾病或脑部疾病。

（3）痴呆严重时才出现帕金森综合征的症状。

（六）对症状发生顺序的要求

对于路易体痴呆，痴呆症状一般早于或与帕金森综合征同时出现。对于明确的帕金森病患者合并的痴呆，应诊断为帕金森病痴呆（PDD）。如果需要区别 PDD 和 DLB，则应参照"1 年原则"，即帕金森症候出现后 1 年内发生痴呆，可考虑 DLB，而 1 年后出现的痴呆应诊断为 PDD。

该标准的敏感度为 75%，特异度为 79%，因此，路易体痴呆的临床诊断的准确性还不是很高。

七、治疗

路易体痴呆尚无治疗方法,目前的用药主要是对症治疗。路易体痴呆精神行为症状和锥体外系症状比较突出,针对这两类症状的治疗药物,在药理机制上常有矛盾,有时会给治疗带来一定困难。

对于改善认知,目前疗效比较肯定的是胆碱酯酶抑制剂,可作为首选药物,多奈哌齐对改善视幻觉有一定作用,利斯的明对改善淡漠、焦虑、幻觉和错觉有效。当胆碱酯酶抑制剂无效时,可选用新型非典型抗精神病药物如阿立哌唑、氯氮平、喹硫平、舍吲哚,这些药物比较安全。选择性 5-HT 受体再摄取抑制剂对改善情绪有一定作用。

经典抗精神病药物如氟哌利多醇和硫利达嗪可用于 Alzheimer 病,但禁忌用于路易体痴呆。这类药物会加重运动障碍,导致全身肌张力增高,重者可出现抗精神药物恶性综合征而危及生命。左旋多巴可加重视幻觉,并且对帕金森症状改善不明显,故应当慎用。

八、预后

本病预后不佳。寿命预期为 5~7 年,较 Alzheimer 病短。患者最终死因常为营养不良、肺炎、摔伤、压疮等。

第三节 血管性痴呆

血管性痴呆(vascular dementia,VD)是指由脑血管病变引起的认知功能障碍综合征。血管性痴呆是老年期痴呆最常见的类型之一,仅次于阿尔茨海默病。临床上通常表现为波动性病程及阶梯式进展,早期认知功能缺损呈"斑块"状分布。

一、流行病学

65 岁以上人群痴呆患病率约为 5%,血管性痴呆患病率为 2%~3%。随年龄增长,血管性痴呆的发病率呈指数增长。卒中后痴呆患病率为 12%~31%。欧美老年期痴呆中血管性痴呆占 20%~30%。目前认为,血管性痴呆是我国老年期痴呆的主要组成部分。

二、危险因素

血管性痴呆的危险因素包括年龄、吸烟、酗酒、文化程度低、高血压病、动脉粥样硬化、糖尿病、心肌梗死、心房颤动、白质损害、脂代谢紊乱、高同型半胱氨酸血症等。负性生活事件、脑卒中家族史、高脂饮食等是血管性痴呆发病相关因素。apoEε4 会增加血管性痴呆的危险性。

高血压病是血管性痴呆最重要的危险因素。有效控制高血压，尤其是收缩压，可明显降低血管性痴呆的发生。年龄是比较明确的危险因素。吸烟及酗酒能增加脑卒中和痴呆的危险性。文化程度与血管性痴呆的发病率成负相关。文化程度愈高，血管性痴呆发病率愈低。

三、病因

病因包括全身性疾病如动脉粥样硬化、高血压病、低血压、心脏疾病（瓣膜病、心律失常、附壁血栓、黏液瘤等）、血液系统疾病（镰状细胞贫血、血黏度增高、血小板增多）及炎性血管病，也可以由颅内病变如腔隙性脑梗死、Binswanger 病、白质疏松、皮质下层状梗死、多发性梗死、出血（外伤性、自发性、蛛网膜淀粉样血管病）、颅内动脉病、炎症性（肉芽肿性动脉炎、巨细胞性动脉炎）、非炎症性（淀粉样血管病、烟雾病）所致。

四、发病机制

(一)分子机制

本病神经递质功能异常。

1.胆碱能通路受损

胆碱能神经元对缺血不耐受。基底前脑胆碱能神经元接受穿通动脉供血，而后者易受高血压影响而发生动脉硬化。缺血性卒中容易损伤胆碱能纤维投射，导致脑内胆碱不足。

2.兴奋性氨基酸的神经毒性作用

细胞内过量谷氨酸受体激活，继发钙超载，导致大量氧自由基产生，造成线粒体与 DNA 损伤。

3.局部脑血流改变

慢性脑内低灌注引起海马 CAI 区锥体细胞凋亡及神经元丧失，导致记忆功能障碍。血管性痴呆与脑缺血关系密切：缺血半暗带细胞内钙超载、兴奋性氨基酸、自由基以及缺血后的基因表达、细胞凋亡、迟发性神经元坏死等。

(二)遗传机制

伴皮质下梗死和白质脑病的常染色体显性遗传性脑动脉病缺陷基因Notch3基因定位于19q12。apoE基因多态性与血管性痴呆关系密切。apoEε4等位基因增加了血管性痴呆的患病危险。

五、病理

血管性痴呆主要病理改变为脑微血管病变,包括脑卒中后严重的筛状变及白质病变。主要累及皮质、海马、丘脑、下丘脑、纹状体、脑白质等,导致纹状体-苍白球-丘脑-皮质通路破坏。

六、临床表现

临床表现与卒中发生的部位、大小及次数有关。

(一)认知功能损害

突然起病,病情呈阶梯性进展。早期表现为斑片状认知功能损害,最后出现全面性认知功能障碍。病变部位不同,引起的认知功能障碍领域不同,可表现为皮质、皮质下或两者兼而有之,或仅表现为某一重要部位的功能缺失。左侧大脑半球(优势半球)病变可能出现失语、失用、失读、失写及失算等症状;右侧大脑半球皮质病变可能有视空间障碍。皮质下神经核团及其传导束病变可能出现强哭强笑等症。有时还可出现幻觉、自言自语、木僵、缄默、淡漠等精神行为学异常。通常首先累及言语回忆和与视空间技能损害有关的执行功能,记忆障碍较轻。因此,血管性痴呆筛查量表不应以记忆障碍作为筛查和评估的主要标准,应改为存在两种以上认知领域损害,可以包括或不包括记忆损害。

(二)精神行为学异常

病程不同阶段出现精神行为学异常,如表情呆滞、强哭、强笑、抑郁、焦虑、情绪不稳和人格改变等。典型的抑郁发作更为常见。

(三)局灶性神经功能缺损症状和体征

多数患者有卒中史或短暂脑缺血发作史,有局灶性神经功能缺损的症状、体征以及相应的神经影像学异常。优势半球病变可出现失语、失用、失读、失算等症;大脑右半球皮质病变可出现视空间技能障碍;皮质下神经核团及传导束病变可出现运动、感觉及锥体外系症状,也可出现强哭、强笑等假性延髓性麻痹症状。影像学检查可见多发腔隙性软化灶或大面积脑软化灶,可伴有脑萎缩、脑室扩大及白质脱髓鞘改变。

(四)辅助检查

血液流变学异常、颅内多普勒超声检查可见颅内外动脉狭窄或闭塞。事件相关电位(P300)可辅助判断某些器质性或功能性认知功能障碍。脑电图可见脑血栓形成区域局限性异常。头颅 CT 或 MRI 可见新旧不等的脑室旁、半卵圆中心、底节区低密度病灶并存的特点。

七、临床类型

(一)多发梗死性痴呆

多发梗死性痴呆为最常见的类型,常有一次或多次卒中史,病变可累及皮质、皮质下白质及基底节区。当梗死脑组织容量累积达 80~150 mL 时即可出现痴呆。常有高血压、动脉硬化和反复发作的卒中史。典型病程为突然发作、阶梯式进展和波动性认知功能障碍。每次发作遗留不同程度的认知功能损害和精神行为学异常,最终发展为全面性认知功能减退。临床上主要表现为局灶性神经功能缺损症状和体征(如偏瘫、失语、偏盲、假性延髓性麻痹)和突发的认知功能损害。神经影像学可见脑内多发低密度影和脑萎缩。

(二)大面积脑梗死性痴呆

大面积脑梗死性痴呆为单次脑动脉主干闭塞引起的痴呆。大面积脑梗死患者常死于急性期,少数存活者遗留不同程度的认知功能障碍。

(三)关键部位梗死性痴呆

关键部位梗死性痴呆是指与脑高级皮质功能相关的特殊部位梗死所致的痴呆,包括皮质(海马与角回)或皮质下(丘脑、尾状核、壳核及苍白球)。

(四)皮质下血管性痴呆

皮质下血管性痴呆包括多发腔隙性梗死性痴呆、腔隙状态、Binswanger 病、伴皮质下梗死和白质脑病的常染色体显性遗传性脑动脉病、脑淀粉样血管病导致的痴呆,与小血管病变有关。主要表现为皮质下痴呆综合征,即执行功能障碍为主,记忆损害较轻,早期出现精神行为学异常。

(五)分水岭区梗死性痴呆或低灌注性痴呆

分水岭区梗死性痴呆或低灌注性痴呆急性脑血流动力学改变(如心搏骤停、脱水、低血压)后分水岭梗死所致痴呆。

(六)出血性痴呆

出血性痴呆指脑出血及慢性硬膜下血肿造成的痴呆。蛛网膜下腔出血以及正常颅压脑积水导致的痴呆是否包括在内尚有争议。

(七)其他病因引起的痴呆

其他病因引起的痴呆包括原因不明和罕见的脑血管病引起的痴呆,如烟雾病和先天性血管异常等合并的痴呆。

八、诊断标准

美国国立神经系统疾病与卒中研究所和瑞士国际神经科学研究协会(National Institute of Neurological Disorders and Stroke and the Association International epour la Researcheetl Enseigmenten Neurosciences,NINDS-AIREN)诊断标准如下。

(一)临床很可能(probable)血管性痴呆

(1)痴呆符合美国《精神障碍诊断与统计手册》第4版(diagnostic and staristical manual of disorders,fourth edition,DSM-Ⅳ)-R诊断标准:临床主要表现为认知功能明显下降,尤其是自身前后对比。神经心理学检查证实有两个以上认知领域的功能障碍(如记忆、定向、注意、计算、言语、视空间技能以及执行功能),其严重程度已干扰日常生活,并经神经心理学测验证实。同时排除意识障碍、神经症、严重失语以及脑变性疾病(额颞叶痴呆、路易体痴呆以及帕金森痴呆等)或全身性疾病所引起的痴呆。

(2)脑血管疾病的诊断:符合1995年全国第四届脑血管病专题会议制定的相关标准。临床表现有脑血管疾病引起的局灶性神经功能缺损症状和体征,如偏瘫、中枢性面舌瘫、感觉障碍、偏盲及言语障碍等,符合头颅CT或MRI上相应病灶,可有或无卒中史。Hachinski缺血评分≥7分。影像学检查(头颅CT或MRI)有相应的脑血管病证据,如多发脑梗死、多个腔隙性脑梗死、大血管梗死、重要部位单个梗死(如丘脑、基底前脑)或广泛的脑室周围白质病变。

(3)痴呆与脑血管疾病密切相关:卒中前无认知功能障碍。痴呆发生在脑卒中后的3个月内,并持续3个月以上。或认知功能障碍突然加重、波动或呈阶梯样逐渐进展。支持血管性痴呆诊断:早期认知功能损害不均匀(斑块状分布);人格相对完整;病程波动,多次脑卒中史;可呈现步态障碍、假性延髓性麻痹等体征;存在脑血管病的危险因素;Hachinski缺血量表≥7分。

(二)可能为(possible)血管性痴呆

(1)符合痴呆诊断。

(2)有脑血管病和局灶性神经系统体征。

(3)痴呆和脑血管病可能有关,但在时间或影像学方面证据不足。

(三)确诊血管性痴呆

(1)临床诊断为很可能或可能的血管性痴呆。

(2)尸检或活检证实不含超过年龄相关的神经元纤维缠结(NFTS)和老年斑(SP)数以及其他变性疾病组织学特征。

当血管性痴呆合并其他原因所致的痴呆时,建议用并列诊断,而不用"混合性痴呆"的诊断。

九、鉴别诊断

(一)阿尔茨海默病

阿尔茨海默病患者的认知功能障碍以记忆障碍为主,呈进行性下降。血管性痴呆患者早期表现为斑片状认知功能损害,主要表现为执行功能受损。病程呈波动性进展或阶梯样加重。脑血管病史、神经影像学改变以及 Hachinski 缺血量表有助于鉴别血管性痴呆与阿尔茨海默病。评分≥7 分者为血管性痴呆;5~6分者为混合性痴呆;≤4 分者为阿尔茨海默病。

(二)谵妄

谵妄是以意识障碍为特征的急性脑功能障碍综合征。除意识障碍外,还有丰富的视幻觉及听幻觉,症状在短时间(数小时或数天)内出现,并且 1 天中有波动趋势(表 6-1)。

表 6-1　谵妄与痴呆的鉴别诊断

症状	谵妄	痴呆
发病形式	急	不恒定
进展情况	快	缓慢
自诉能力减退	不经常	经常
注意力	佳	差
定向力	完全丧失	选择性失定向
记忆力	完全性记忆障碍	远期比近期好
语言	持续而不连贯	单调或失语
睡眠障碍	有	不定

(三)正常颅内压性脑积水

当血管性痴呆患者出现脑萎缩或脑室扩大时,需要与本病鉴别。后者主要表现为进行性认知功能损害、共济失调步态和尿失禁三大主征。隐匿起病,无明确的脑卒中史,影像学无脑梗死的证据。

(四)某些精神症状

卒中累及额颞叶可能出现某些精神症状,如淡漠、欣快、易激惹,甚至出现幻觉。优势半球顶叶损害可出现 Gerstmann 综合征(失写、失算、左右分辨障碍及手指失认)及体象障碍等,容易误诊为痴呆。但上述症状与脑血管病同时发生,随病情加重而加重,随病情好转而好转,甚至消失。症状单一,持续时间短暂,不能认为是痴呆。

(五)去皮质状态

去皮质状态多由于严重或多次卒中所致双侧大脑半球广泛的损害。患者无思维能力,但保留脑干的生理功能,视、听反射正常。肢体可出现无意识动作。可以进食,但不能理解语言,不能执行简单的命令。而痴呆患者能听懂别人的叙述,执行简单的命令,保留一定的劳动与生活能力。

(六)各型失语

患者不能言语或者不能理解他人的言语,但患者一般能有条不紊地处理自己的日常生活和工作。行为合理,情绪正常。也可以借助某种表情或动作与他人进行简单的信息交流。痴呆患者早期一般无明显言语障碍。有自发言语,也能听懂别人的语言。

(七)麻痹性痴呆

麻痹性痴呆属于三期脑实质性梅毒。主要表现为进行性认知功能损害,常合并有某些神经系统体征如瞳孔异常、腱反射减低及共济失调步态等,有特异性血清学及脑脊液免疫学阳性结果。

(八)皮质-纹状体-脊髓变性

皮质-纹状体-脊髓变性通常表现为迅速进展的痴呆,伴小脑性共济失调、肌阵挛。

十、血管性痴呆与血管性认知功能障碍

血管性痴呆传统的诊断标准要求患者有记忆力下降和其他认知领域功能损

害,其严重程度达到痴呆标准,该诊断标准具有明显的局限性。首先,血管性痴呆诊断标准是建立在阿尔茨海默病的概念上,但记忆障碍并非是血管性痴呆的典型症状。其次,血管性痴呆的诊断需要认知功能损害程度达到痴呆诊断标准,客观上阻止了识别早期血管性痴呆患者,使其失去有效治疗和防止认知功能损害持续进展的最佳时机。为此,一些学者建议用血管性认知功能障碍(vascular cognitive impairment,VCI)取代血管性痴呆。

血管性认知功能障碍是指由脑血管病引起或与脑血管病及其危险因素密切相关的各种程度的认知功能损害,包括非痴呆血管性认知功能障碍、血管性痴呆和伴有血管因素的阿尔茨海默病即混合性痴呆。血管性认知功能障碍比血管性痴呆所包括的范围更为广泛,包括血管因素引起的所有认知功能障碍。血管危险因素或脑卒中史是诊断血管性认知功能障碍所必需,局灶性神经功能缺损体征,突发性、阶梯样进展的病程特点不是血管性认知功能障碍诊断所必需。Hachinski 缺血量表对血管性认知功能障碍诊断非常有用。血管性认知功能障碍概念的提出为血管病所致认知功能损害的早期预防和干预提供了理论依据。

十一、混合性痴呆

混合性痴呆是指既具有阿尔茨海默病典型的临床表现,同时又具备血管性危险因素的痴呆患者。脑血管性损害和原发退行性改变同时存在。至少 1/3 的阿尔茨海默病患者存在血管性损害,而 1/3 的血管性痴呆患者存在阿尔茨海默病样病理学改变。阿尔茨海默病患者的血管性损害促进临床症状的发展,存在 1 次或 2 次腔隙性卒中时,表现出临床症状的风险增加 20 倍。最常见的混合性痴呆类型是具有典型阿尔茨海默病临床特征的患者在卒中后症状突然恶化。这种混合性痴呆类型称为"卒中前痴呆"。另一个常见的现象是有"单纯性"阿尔茨海默病症状的痴呆患者存在血管损害,这种"无症状"血管损害只有在神经影像学检查或组织活检时才能发现。目前很可能低估了在临床诊断为阿尔茨海默病的患者中血管损害对痴呆的促成作用。高龄个体中,单纯性阿尔茨海默病并不能在所有患者中出现临床痴呆症状。腔隙性卒中促成了许多阿尔茨海默病患者痴呆的临床表现。血管损害很可能在晚发性阿尔茨海默病患者中起非常重要的作用。为了描述痴呆的不同类型,Kalaria 和 Ballard 提出了一种连续统一体,其中一端是单纯性阿尔茨海默病,另一端是单纯性血管性痴呆,在两者之间出现了不同的组合。单纯性血管性痴呆和单纯性阿尔茨海默病的诊断通常采用各自的标准(NINDS-AIREN 和 NINCDS-ADRDA),而阿尔茨海默病伴 CVD 或混合性痴呆的诊断则有困难。通过询问照料者以确定先前是否存在 MCI 症状有助于识别卒中导致症状加重的早期阿尔茨海默病患者。在某些患者中,缺血评分也可能提供倾向于血管性病因的证据。

十二、治疗

血管性痴呆的治疗分为预防性治疗和对症治疗。预防性治疗着眼于血管性危险因素的控制,即卒中的一级和二级预防。对症治疗即三级预防,主要包括痴呆的治疗。

(一)一级预防

一级预防主要是控制血管性痴呆危险因素如高血压病、糖尿病、脂代谢紊乱、肥胖、高盐高脂饮食、高凝状态、脑卒中复发、心脏病、吸烟、睡眠呼吸暂停综合征及高同型半胱氨酸血症等。积极治疗卒中急性期的心律失常、充血性心力衰竭、癫痫及肺部感染有助于血管性痴呆预防。颅内外血管狭窄者进行介入治疗、球囊扩张术、颈动脉支架成形术改善脑血供。有高血压病、脑动脉硬化及卒中史者,定期进行认知功能测查。一旦发现认知功能减退,应积极给予治疗。重点预防卒中复发。低灌注引起者应增加脑灌注,禁用降压治疗。

(二)二级预防

二级预防主要是指脑血管病的处理,包括脑卒中急性期与康复期治疗及脑卒中复发的防治。积极改善脑循环、脑细胞供氧,预防新血栓与再梗死等。脑卒中急性期积极治疗脑卒中,防治各种并发症,改善脑功能,避免缺血脑细胞受到进一步损害。

(三)支持治疗

维持良好的心肺功能,保持水、电解质和酸碱平衡;警惕心律失常、心肌梗死和心力衰竭的发生;保证营养摄入,必要时可采取鼻饲或静脉营养。

(四)血压的管理

合理缓慢降压对防治脑卒中极为重要。卒中急性期除非血压过高,一般不主张降压治疗,以免血压过低导致脑灌注锐减而使梗死加重。治疗收缩型高血压[收缩压高于 21.3 kPa(160 mmHg),舒张压低于 12.7 kPa(95 mmHg)]比收缩-舒张型高血压[收缩压高于 21.3 kPa(160 mmHg),舒张压高于 12.7 kPa(95 mmHg)]更为重要。可口服卡托普利,或静脉注射拉贝洛尔;对血压降低后血容量不足者可给予多巴胺等升压药物。

(五)溶栓及抗凝药物的使用

溶栓及抗凝药物的使用早期识别急性脑血管病,防止缺血半暗区进一步扩大并促使其恢复;预防脑卒中复发;消除或控制卒中后痴呆的危险因素;积极治疗并发症均可预防血管性痴呆的发生与发展。

(六)高压氧治疗

高压氧可增加血氧含量、提高血氧分压、加大血氧弥散距离、改善脑组织病变部位血液供应,保护缺血半影区,促进神经组织的恢复与再生,减轻缺血再灌流脑损伤,减少自由基损伤,以改善血管性痴呆患者的认知功能及精神行为学异常。

(七)三级预防

三级预防主要指对认知功能障碍的处理。主要包括胆碱酯酶抑制药、神经营养和神经保护药、N-甲基-D-天冬氨酸(N-methyl-D-aspartate,NMDA)受体拮抗剂、抗氧化药、改善微循环药、益智药、激素替代治疗和抗生素治疗等。目前,血管性痴呆的治疗分为作用于胆碱能及非胆碱能系统两大类。

1.作用于胆碱能的药物

胆碱酯酶抑制剂,如乙酰胆碱酯酶抑制剂(acetylcholinesterase inhibitor,AchEI)已开始用于轻中度血管性痴呆治疗。代表药物有盐酸多奈哌齐、重酒石酸卡巴拉汀和加兰他敏等。

(1)多奈哌齐(donepezil,安理申):每天 5~10 mg 口服能改善轻中度血管性痴呆和混合性痴呆患者的认知功能。不良反应有恶心、呕吐、腹泻、疲劳和肌肉痉挛;但在继续治疗中会消失。无肝毒性。

(2)重酒石酸卡巴拉汀(rivastigmine,艾斯能):为丁酰胆碱酯酶和乙酰胆碱酯酶双重抑制剂。口服吸收好,易通过血-脑屏障,对中枢神经系统的胆碱酯酶具有高度选择性,改善皮质下血管性痴呆患者的注意力、执行功能、日常生活能力和精神行为学异常。

(3)加兰他敏:具有抑制胆碱酯酶和调节烟碱型胆碱受体(nAChR)而增加胆碱能神经传导的双重调节作用。能明显改善血管性痴呆及轻中度阿尔茨海默病伴 CVD 患者的认知功能、整体功能、日常生活活动能力和精神行为学异常。

(4)石杉碱甲(huperzia A):是我国科技人员从植物药千层塔中分离得到的一种选择性、可逆性 AChEI,可选择性降解中枢神经系统的乙酰胆碱,增加神经细胞突触间隙乙酰胆碱浓度,适用于轻中度血管性痴呆患者。

2.非胆碱能药物

(1)脑代谢活化剂:代表药物有吡拉西坦(脑复康)、奥拉西坦、胞磷胆碱、双氢麦角碱、都可喜、脑活素、双氢麦角碱等。吡拉西坦诱导钙内流,改善再记忆过程,还可提高脑葡萄糖利用率和能量储备,促进磷脂吸收以及 RNA 与蛋白质合成,具有激活、保护和修复神经细胞的作用。都可喜为阿米三嗪和萝巴新的复方制剂,可加强肺泡气体交换,增加动脉血氧分压和血氧饱和度,有抗缺氧及改善脑代谢和微循环的作用,尚可通过其本身的神经递质作用促进脑组织新陈代谢。双氢麦角碱能改善脑循环,促进脑代谢,直接作用于中枢神经系统多巴胺和 5-羟色胺受体,有增强突触前神经末梢释放递质与刺激突触后受体的作用;改善神经传递功能;抑制 ATP 酶、腺苷酸环化酶的活性,减少 ATP 分解,从而改善细胞能量平衡,使神经元电活动增加。甲氯芬酯(氯酯醒)可抑制体内某些氧化酶,促进神经元氧化还原作用,增加葡萄糖的利用,兴奋中枢神经系统,改善学习和记忆。另外,胞磷胆碱、脑活素、细胞色素 C、ATP、辅酶 A 等亦可增强脑代谢。

(2)脑循环促进剂:减少脑血管阻力,增加脑血流量或改善血液黏滞度,提高氧利用度,但不影响正常血压。常用的有麦角衍生物,代表药物双氢麦角碱和尼麦角林,能阻断 α 受体,扩张脑血管,改善脑细胞代谢。

(3)脑血管扩张药:代表药物钙通道阻滞剂尼莫地平,属于二氢吡啶类钙通道阻滞剂,作用于 L 型钙通道,具有良好的扩张血管平滑肌的作用,增加容量依赖性脑血流量,减轻缺血半暗带钙超载。每天口服 90 mg,连续 12 周,可改善卒中后皮质下血管性痴呆的认知功能障碍。对小血管病特别有效,对皮质下血管性痴呆有一定益处。

(4)自由基清除剂:如维生素 E、维生素 C 以及银杏叶制剂。早期给予银杏叶制剂可以改善脑血液循环、清除自由基,保护脑细胞,起到改善痴呆症状及延缓痴呆进展的作用。

(5)丙戊茶碱:抑制神经元腺苷重摄取、CAMP 分解酶,还可通过抑制过度活跃的小胶质细胞和降低氧自由基水平而具有神经保护作用,能改善血管性痴呆患者的认知功能和整体功能。

(6)N-甲基-D-天冬氨酸(NMDA)受体阻断剂:代表药物有美金刚,被认为是治疗血管性痴呆最有前途的神经保护剂,能与 AChEI 联合应用。

(7)精神行为学异常的治疗:抗精神障碍药物用量应较成年人低。抑郁状态宜采用毒性较小的药物,如选择性 5-羟色胺再摄取抑制剂和 NE 再摄取抑制剂。还可配合应用情绪稳定剂如丙戊酸钠等。

第四节　阿尔茨海默病

痴呆是由于脑功能障碍所致获得性、持续性认知功能障碍综合征。痴呆患者具有以下认知领域中至少三项受损：记忆、计算、定向力、注意力、语言、运用、视空间技能、执行功能及精神行为异常，并且其严重程度已影响到患者的日常生活、社会交往和工作能力。

一、老年期痴呆常见的病因

(一)神经系统变性性疾病

阿尔茨海默病、额颞叶痴呆、亨廷顿病、帕金森痴呆、进行性核上性麻痹、关岛-帕金森痴呆综合征、脊髓小脑变性、自发性基底节钙化、纹状体黑质变性、异染性脑白质营养不良和肾上腺脑白质营养不良等。

(二)血管性疾病

脑梗死、脑动脉硬化(包括腔隙状态和 Binswanger 病)、脑栓塞、脑出血、血管炎症(如系统性红斑狼疮与 Behcet 综合征)、脑低灌注。

(三)外伤

外伤后脑病、拳击家痴呆。

(四)颅内占位

脑瘤(原发性、继发性)、脑脓肿及硬膜下血肿。

(五)脑积水

交通性脑积水(正常颅内压脑积水)及非交通性脑积水。

(六)内分泌和营养代谢障碍性疾病

甲状腺、肾上腺、垂体和甲状旁腺功能障碍引起的痴呆；低血糖反应、糖尿病、肝性脑病、非 Wilson 肝脑变性、Wilson 病、尿毒症性脑病、透析性痴呆、脂代谢紊乱、卟啉血症、严重贫血、缺氧(心脏病、呼吸衰竭)、慢性电解质紊乱和肿瘤；维生素 B_{12}、维生素 B_6 及叶酸缺乏。

(七)感染

艾滋病、真菌性脑膜脑炎、寄生虫性脑膜脑炎、麻痹性痴呆、其他各种脑炎后遗症、亚急性海绵状脑病、Gerstmann-Strausler 综合征和进行性多灶性白质脑病。

(八)中毒

乙醇、某些药物(抗高血压药、肾上腺皮质激素类、非固醇类抗感染药、抗抑郁药、锂、抗胆碱制剂、巴比妥类和其他镇静安眠药、抗惊厥药、洋地黄制剂、抗心律失常药物、阿片类药物及多种药物滥用)。

(九)工业毒物和金属

铝、砷、铅、金、铋、锌、一氧化碳、有机溶剂、锰、甲醇、有机磷、汞、二硫化碳、四氯化碳、甲苯类、三氯甲烷。

阿尔茨海默病(Alzheimer's disease,AD)是一种以认知功能障碍、日常生活能力下降以及精神行为异常为特征的神经系统退行性疾病,是老年期痴呆最常见的原因之一。其特征性病理改变为老年斑、神经原纤维缠结和选择性神经元与突触丢失。临床特征为隐袭起病及进行性认知功能损害。记忆障碍突出,可有视空间技能障碍、失语、失算、失用、失认及人格改变等,并导致社交、生活或职业功能损害。病程通常为 4～12 年。绝大多数阿尔茨海默病为散发性,约 5％有家族史。

二、流行病学

阿尔茨海默病发病率随年龄增长而逐步上升。欧美国家 65 岁以上老人阿尔茨海默病患病率为 5％～8％,85 岁以上老人患病率高达 47％～50％。我国 60 岁以上人群阿尔茨海默病患病率为 3％～5％。目前我国约有 500 万痴呆患者,主要是阿尔茨海默病患者。发达国家未来 50 年内阿尔茨海默病的发病率将增加 2 倍。预计到 2025 年全球将有 2 200 万阿尔茨海默病患者,到 2050 年阿尔茨海默病患者将增加到 4 500 万。发达国家阿尔茨海默病已成为仅次于心血管病、肿瘤和卒中而位居第 4 位的死亡原因。

三、病因学

(一)遗传学因素——基因突变学说

迄今已筛选出 3 个阿尔茨海默病相关致病基因和 1 个易感基因,即第 21 号染色体的淀粉样前体蛋白(β amyloid precursor protein,APP)基因、第 14 号染色体的早老素 1(presenilin1,PS-1)基因、第 1 号染色体的早老素 2(presenilin2,PS-2)基因和第 19 号染色体的载脂蛋白 E(apolipoprotein E,apoE)ε4 等位基因。前三者与早发型家族性阿尔茨海默病有关,apoEε4 等位基因是晚发性家族性阿尔茨海默病的易感基因。

(二)非遗传因素

脑外伤、感染、铝中毒、吸烟、高热量饮食、叶酸不足、受教育水平低下及一级亲属中有唐氏综合征等都会增加阿尔茨海默病患病风险。

四、发病机制

目前针对阿尔茨海默病的病因及发病机制有多种学说,如淀粉样变级联假说、tau 蛋白过度磷酸化学说、神经递质功能障碍学说、自由基损伤学说、钙平衡失调学说等。任何一种学说都不能完全解释阿尔茨海默病所有的临床表现。

(一)淀粉样变级联假说

脑内 β 淀粉样蛋白(β amyloid,Aβ)产生与清除失衡所致神经毒性 Aβ(可溶性 Aβ 寡聚体)聚集和沉积启动阿尔茨海默病病理级联反应,并最终导致 NFT 和神经元丢失。Aβ 的神经毒性作用包括破坏细胞内 Ca^{2+} 稳态、促进自由基的生成、降低 K^+ 通道功能、增加炎症性细胞因子引起的炎症反应,并激活补体系统、增加脑内兴奋性氨基酸(主要是谷氨酸)的含量等。

(二)tau 蛋白过度磷酸化学说

神经原纤维缠结的核心成分为异常磷酸化的 tau 蛋白。阿尔茨海默病脑内细胞信号转导通路失控,引起微管相关蛋白——tau 蛋白过度磷酸化、异常糖基化以及泛素蛋白化,使其失去微管结合能力,自身聚集形成神经原纤维缠结。

(三)神经递质功能障碍

脑内神经递质活性下降是重要的病理特征。可累及乙酰胆碱系统(ACh)、兴奋性氨基酸、5-羟色胺、多巴胺和神经肽类等,尤其是基底前脑胆碱能神经元减少,海马突触间隙 ACh 合成、储存和释放减少,谷氨酸的毒性作用增加。

(四)自由基损伤学说

阿尔茨海默病脑内超氧化物歧化酶活性增强,脑葡萄糖-6-磷酸脱氢酶增多,脂质过氧化,造成自由基堆积。后者损伤生物膜,造成细胞内环境紊乱,最终导致细胞凋亡;损伤线粒体造成氧化磷酸化障碍,加剧氧化应激;改变淀粉样蛋白代谢过程。

(五)钙稳态失调学说

阿尔茨海默病患者神经元内质网钙稳态失衡,使神经元对凋亡和神经毒性作用的敏感性增强;改变 APP 剪切过程;导致钙依赖性生理生化反应超常运转,耗竭 ATP,产生自由基,造成氧化损伤。

(六)内分泌失调学说

流行病学研究结果表明,雌激素替代疗法能降低绝经妇女患阿尔茨海默病的危险性,提示雌激素缺乏可能增加阿尔茨海默病发病率。

(七)炎症反应

神经毒性 Aβ 通过与特异性受体如糖基化蛋白终产物受体、清除剂受体和丝氨酸蛋白酶抑制剂酶复合物受体结合,活化胶质细胞。后者分泌补体、细胞因子及氧自由基,启动炎症反应,形成由 Aβ、胶质细胞以及补体或细胞因子表达上调等共同构成的一个复杂的炎性损伤网络,促使神经元变性。

五、病理特征

本病的病理特征大体上呈弥散性皮质萎缩,尤以颞叶、顶叶、前额区及海马萎缩明显。脑回变窄,脑沟增宽,脑室扩大。镜下改变包括老年斑(senile plaque,SP)、神经原纤维缠结(neural fibrillar ytangles,NFT)、神经元与突触丢失、反应性星形胶质细胞增生、小胶质细胞活化以及血管淀粉样变。老年斑主要存在于新皮质、海马、视丘、杏仁核、尾状核、豆状核、Meynert 基底核与中脑。镜下表现为退变的神经轴突围绕淀粉样物质组成细胞外沉积物,形成直径 50～200 μm 的球形结构。主要成分为 Aβ、早老素 1、早老素 2、α_1 抗糜蛋白酶、apoE 和泛素等。神经原纤维缠结主要成分为神经元胞质中过度磷酸化的 tau 蛋白和泛素的沉积物,以海马和内嗅区皮质最为常见。其他病理特征包括:海马锥体细胞颗粒空泡变性,轴索、突触异常断裂和皮质动脉及小动脉淀粉样变等。

六、临床表现

本病通常发生于老年或老年前期,隐匿起病,缓慢进展。以近记忆力减退为首发症状,逐渐累及其他认知领域,并影响日常生活与工作能力。早期对生活丧失主动性,对工作及日常生活缺乏热情。病程中可出现精神行为异常,如幻觉、妄想、焦虑、抑郁、攻击、收藏、偏执、易激惹性、人格改变等。最常见的是偏执性质的妄想,如被窃妄想、认为配偶不忠有意抛弃其的妄想。随痴呆进展,精神症状逐渐消失,而行为学异常进一步加剧,如大小便失禁、不知饥饱等,最终出现运动功能障碍,如肢体僵硬、卧床不起。1996 年国际老年精神病学会制定了一个新的疾病现象术语,即"痴呆的行为和精神症状"(the behavioral and psychological symptoms of dementia,BPSD),来描述痴呆过程中经常出现的知觉、思维内容、心境或行为紊乱综合征。这是精神生物学、心理学和社会因素综合作用的结果。

七、辅助检查

(一)神经影像学检查

头颅 MRI:早期表现为内嗅区和海马萎缩。质子磁共振频谱(^{1}H-megnetic resonance spectroscoper,^{1}H-MRS):对阿尔茨海默病早期诊断具有重要意义,表现为扣带回后部皮质肌醇(myo-inositol,mI)升高。额颞顶叶和扣带回后部出现 N-乙酰门冬氨酸(N-acetylaspartate,NAA)水平下降。SPECT 及 PET:SPECT 显像发现额颞叶烟碱型 AChR 缺失以及额叶、扣带回、顶叶及枕叶皮质 5-HT 受体密度下降。PET 显像提示此区葡萄糖利用下降。功能性磁共振成像(functional MRI,fMRI):早期阿尔茨海默病患者在接受认知功能检查时相应脑区激活强度下降或激活区范围缩小和远处部位的代偿反应。

(二)脑脊液蛋白质组学

脑脊液存在一些异常蛋白的表达,如 apoE、tau 蛋白、APP 及 AChE 等。

(三)神经心理学特点

通常表现为多种认知领域功能障碍和精神行为异常,以记忆障碍为突出表现,并且日常生活活动能力受损。临床常用的痴呆筛查量表有简明智能精神状态检查量表(mini-mental state examination,MMSE)、画钟测验和日常生活能力量表等。痴呆诊断常用量表有记忆测查(逻辑记忆量表或听觉词语记忆测验)、注意力测查(数字广度测验)、言语流畅性测验、执行功能测查(stroop 色词-干扰测验或威斯康星卡片分类测验)和神经精神科问卷。痴呆严重程度评定量表有临床痴呆评定量表(clinical dementia rating,CDR)和总体衰退量表(global deterioration scale,GDS)。总体功能评估常用临床医师访谈时对病情变化的印象补充量表(CIBIC-Plus)。额叶执行功能检查内容包括启动(词语流畅性测验)、抽象(谚语解释、相似性测验)、反应-抑制和状态转换(交替次序、执行-不执行、运动排序测验、连线测验和威斯康星卡片分类测验)。痴呆鉴别常用量表有 Hachinski 缺血量表评分(HIS)及汉密尔顿焦虑、抑郁量表。

1.记忆障碍

记忆障碍是阿尔茨海默病典型的首发症状,早期以近记忆力减退为主。随病情进展累及远记忆力。情景记忆障碍是筛选早期阿尔茨海默病的敏感指标。

2.其他认知领域功能障碍

其他认知领域功能障碍表现为定向力、判断与思维、计划与组织能力、熟练运用及社交能力下降。

3.失用

失用包括结构性失用(画立方体)、观念-运动性失用(对姿势的模仿)和失认、视觉性失认(对复杂图形的辨认)、自体部位辨认不能(手指失认)。

4.语言障碍

阿尔茨海默病早期即存在不同程度的语言障碍。核心症状是语义记忆包括语义启动障碍、语义记忆的属性概念和语义/词类范畴特异性损害。阿尔茨海默病患者对特定的词类(功能词、内容词、名词、动词等)表现出认知失常,即词类范畴特异性受损。可表现为找词困难、命名障碍和错语等。

5.精神行为异常

阿尔茨海默病病程中常常出现精神行为异常,如幻觉、妄想、焦虑、易激惹及攻击等。疾病早期往往有较严重的抑郁倾向,随后出现人格障碍、幻觉和妄想,虚构不明显。

6.日常生活活动能力受累

阿尔茨海默病患者由于失语、失用、失认、计算不能,通常不能继续原来的工作,不能继续理财。疾病晚期出现锥体系和锥体外系病变,如肌张力增高、运动迟缓及姿势异常。最终患者可呈强直性或屈曲性四肢瘫痪。

(四)脑电图检查

早期 α 节律丧失及电位降低,常见弥散性慢波,且脑电节律减慢的程度与痴呆严重程度相关。

八、诊断标准

(一)美国《精神障碍诊断与统计手册》第 4 版制定的痴呆诊断标准

(1)多个认知领域功能障碍。①记忆障碍:学习新知识或回忆以前学到的知识的能力受损。②以下认知领域至少有 1 项受损:失语;失用;失认;执行功能损害。

(2)认知功能障碍导致社交或职业功能显著损害,或者较原有水平显著减退。

（3）隐匿起病，认知功能障碍逐渐进展。

（4）同时排除意识障碍、神经症、严重失语以及脑变性疾病（额颞叶痴呆、路易体痴呆以及帕金森痴呆等）或全身性疾病所引起的痴呆。

（二）阿尔茨海默病临床常用的诊断标准

阿尔茨海默病临床常用的诊断标准有 DSM-Ⅳ-R、ICD-10 和 1984 年 Mckhann 等制定的美国国立神经病学或语言障碍和卒中-老年性痴呆及相关疾病协会研究用诊断标准（NINCDS-ADRDA），将阿尔茨海默病分为肯定、很可能、可能等不同等级。

1.临床很可能阿尔茨海默病

（1）痴呆：老年或老年前期起病，主要表现为记忆障碍和一个以上其他认知领域功能障碍（失语、失用和执行功能损害），造成明显的社会或职业功能障碍。认知功能或非认知功能障碍进行性加重。认知功能损害不是发生在谵妄状态，也不是由于其他引起进行性认知功能障碍的神经系统或全身性疾病所致。

（2）支持诊断：单一认知领域功能如言语（失语症）、运动技能（失用症）、知觉（失认症）的进行性损害；日常生活能力损害或精神行为学异常；家族史，尤其是有神经病理学或实验室证据者；非特异性 EEG 改变如慢波活动增多；头颅 CT 示有脑萎缩。

（3）排除性特征：突然起病或卒中后起病。病程早期出现局灶性神经功能缺损体征如偏瘫、感觉缺失、视野缺损、共济失调。起病时或疾病早期出现抽搐发作或步态障碍。

2.临床可能阿尔茨海默病

临床可能阿尔茨海默病有痴呆症状，但没有发现足以引起痴呆的神经、精神或躯体疾病；在起病或病程中出现变异；继发于足以导致痴呆的躯体或脑部疾病，但这些疾病并不是痴呆的病因；在缺乏可识别病因的情况下出现单一的、进行性加重的认知功能障碍。

3.肯定阿尔茨海默病

符合临床很可能痴呆诊断标准，并且有病理结果支持。

根据临床痴呆评定量表、韦氏成人智力量表（全智商）可把痴呆分为轻度、中度和重度痴呆三级。具体标准有以下几点。

（1）轻度痴呆：虽然患者的工作和社会活动有明显障碍，但仍有保持独立生活能力，并且个人卫生情况良好，判断能力几乎完好无损。全智商 55～70。

(2)中度痴呆:独立生活能力受到影响(独立生活有潜在危险),对社会和社会交往的判断力有损害,不能独立进行室外活动,需要他人的某些扶持。全智商40～54。

(3)重度痴呆:日常生活严重受影响,随时需要他人照料,即不能维持最低的个人卫生,患者已变得语无伦次或缄默不语,不能做判断或不能解决问题。全智商40以下。

九、鉴别诊断

(一)血管性痴呆

血管性痴呆可突然起病或逐渐发病,病程呈波动性进展或阶梯样恶化。可有多次卒中史,既往有高血压、动脉粥样硬化、糖尿病、心脏疾病、吸烟等血管性危险因素。通常有神经功能缺损症状和体征,影像学上可见多发脑缺血软化灶。每次脑卒中都会加重认知功能障碍。早期记忆功能多正常或仅受轻微影响,但常伴有严重的执行功能障碍,表现为思考、启动、计划和组织功能障碍,抽象思维和情感也受影响;步态异常常见,如步态不稳、拖曳步态或碎步。

(二)Pick 病

与 Pick 病鉴别具有鉴别价值的是临床症状出现的时间顺序。Pick 病早期出现人格改变、言语障碍和精神行为学异常,遗忘出现较晚。影像学上以额颞叶萎缩为特征。约 1/4 的患者脑内存在 Pick 小体。阿尔茨海默病患者早期出现记忆力、定向力、计算力、视空间技能和执行功能障碍。人格与行为早期相对正常。影像学上表现为广泛性皮质萎缩。

(三)路易体痴呆

路易体痴呆主要表现为波动性持续(1～2 天)认知功能障碍、鲜明的视幻觉和帕金森综合征。视空间技能、近事记忆及注意力受损程度较阿尔茨海默病患者严重。以颞叶、海马、扣带回、新皮质、黑质及皮质下区域广泛的路易体为特征性病理改变。病程 3～8 年。一般对镇静剂异常敏感。

(四)增龄性记忆减退

50 岁以上的社区人群约 50% 存在记忆障碍。此类老年人可有记忆减退的主诉,主要影响记忆的速度与灵活性,但自知力保存,对过去的知识和经验仍保持良好。很少出现计算、命名、判断、思维、语言与视空间技能障碍,且不影响日常生活活动能力。神经心理学测查证实其记忆力正常,无精神行为学异常。

(五)抑郁性神经症

抑郁性神经症是老年期常见的情感障碍性疾病,鉴别如表 6-2。

表 6-2　真性痴呆与假性痴呆鉴别

	假性痴呆	真性痴呆
起病	较快	较缓慢
认知障碍主诉	详细、具体	不明确
痛苦感	强烈	无
近事记忆与远事记忆	丧失同样严重	近事记忆损害比远事记忆严重
界限性遗忘	有	无
注意力	保存	受损
典型回答	不知道	近似性错误
对能力的丧失	加以夸张	隐瞒
简单任务	没有竭力完成	竭力完成
对认知障碍的补偿	不设法补偿	依靠日记、日历设法补偿
同样困难的任务	完成有明显的障碍	普遍完成差
情感	受累	不稳定,浮浅
社会技能	丧失较早,且突出	早期常能保存
定向力检查	常答"不知道"	定向障碍不常见
行为与认知障碍严重程度	不相称	相称
认知障碍夜间加重	不常见	常见
睡眠障碍	有	不常有
既往精神疾病史	常有	不常有

抑郁性神经症诊断标准(《中国精神疾病分类方案与诊断标准》,第 2 版,CC-MD-Ⅱ-R)有以下几点。

1.症状

心境低落每天出现,晨重夜轻,持续 2 周以上,至少有下述症状中的 4 项。①对日常活动丧失兴趣,无愉快感;精力明显减退,无原因的持续疲乏感。②精神运动性迟滞或激越。伴发精神症状如焦虑、易激惹、淡漠、疑病症、强迫症状或情感解体(有情感却泪流满面地说我对家人无感情)。③自我评价过低、自责、内疚感,可达妄想程度。④思维能力下降、意志行为减退、联想困难。⑤反复想死的念头或自杀行为。⑥失眠、早醒、睡眠过多。⑦食欲缺乏,体重明显减轻或性欲下降。⑧性欲减退。

2.严重程度

社会功能受损;给本人造成痛苦和不良后果。

3.排除标准

不符合脑器质性精神障碍、躯体疾病与精神活性物质和非依赖性物质所致精神障碍;可存在某些分裂性症状,但不符合精神分裂症诊断标准。

(六)轻度认知功能损害(mild cognitive impairment,MCI)

过去多认为 MCI 是介于正常老化与痴呆的一种过渡阶段,目前认为 MCI 是一种独立的疾病,患者可有记忆障碍或其他认知领域损害,但不影响日常生活。

(七)帕金森痴呆疾病

帕金森痴呆疾病早期主要表现为帕金森病典型表现,多巴类药物治疗有效。疾病晚期出现痴呆及精神行为学异常(错觉、幻觉、妄想及抑郁等)。帕金森痴呆属于皮质下痴呆,多属于轻中度痴呆。

(八)正常颅压性脑积水

正常颅压性脑积水常见于中老年患者,隐匿性起病。临床上表现为痴呆、步态不稳及尿失禁三联征。无头痛、呕吐及视盘水肿等症。腰穿脑脊液压力不高。神经影像学检查有脑室扩大的证据。

(九)亚急性海绵状脑病

亚急性海绵状脑病急性或亚急性起病,迅速出现智能损害,伴肌阵挛,脑电图在慢波背景上出现特征性三相波。

十、治疗

由于本病病因未明,至今尚无有效的治疗方法。目前仍以对症治疗为主。

(一)神经递质治疗药物

1.拟胆碱能药物

拟胆碱能药物主要通过抑制 AChE 活性,阻止 ACh 降解,提高胆碱能神经元功能。有 3 种途径加强胆碱能效应:ACh 前体药物、胆碱酯酶抑制剂(acetyl-cholinesterase inhibitor,AChEI)及胆碱能受体激动剂。

(1)补充 ACh 前体:包括胆碱及卵磷脂。动物实验表明,胆碱和卵磷脂能增加脑内 ACh 生成,但在阿尔茨海默病患者身上未得到证实。

(2)胆碱酯酶抑制剂(AChEI)为最常用和最有效的药物。通过抑制乙酰胆碱酯酶而抑制乙酰胆碱降解,增加突触间隙乙酰胆碱浓度。第一代 AChEI 他克林,由于肝脏毒性和胃肠道反应而导致临床应用受限。第二代 AChEI 有盐酸多奈哌齐、重酒石酸卡巴拉丁、石杉碱甲、毒扁豆碱、加兰他敏、美曲磷脂等,具有选择性好、作用时间长等优点,是目前治疗阿尔茨海默病的首选药物。

1)盐酸多奈哌齐:商品名为安理申、思博海,是治疗轻中度阿尔茨海默病的首选药物。开始服用剂量为 5 mg/d,睡前服用。如无不良反应,4～6 周后剂量增加到 10 mg/d。不良反应主要与胆碱能作用有关,包括恶心、呕吐、腹泻、肌肉痉挛、胃肠不适、头晕等,大多在起始剂量时出现,症状较轻,无肝毒性。

2)重酒石酸卡巴拉丁:商品名为艾斯能(Exelon)。用于治疗轻中度阿尔茨海默病。选择性抑制皮质和海马 AChE 优势亚型-G1。同时抑制丁酰胆碱酯酶,外周胆碱能不良反应少。开始剂量 1.5 mg,每天 2 次或 3 次服用。如能耐受,2 周后增至 6 mg/d。逐渐加量,最大剂量 12 mg/d。不良反应包括恶心、呕吐、消化不良和食欲缺乏等,随着治疗的延续,不良反应的发生率降低。

3)石杉碱甲:商品名为双益平。这是我国学者从石杉科石杉属植物蛇足石杉(千层塔)提取出来的新生物碱,不良反应小,无肝毒性。适用于良性记忆障碍、阿尔茨海默病和脑器质性疾病引起的记忆障碍。0.2～0.4 mg/d,分 2 次口服。

4)加兰他敏:由石蒜科植物沃氏雪莲花和水仙属植物中提取的生物碱,用于治疗轻中度阿尔茨海默病。推荐剂量为 15～30 mg/d,1 个疗程至少 10 周。不良反应有恶心、呕吐及腹泻等。缓慢加大剂量可增强加兰他敏的耐受性。1 个疗程至少 10 周。无肝毒性。

5)美曲磷脂:属于长效 AChEI,不可逆性抑制中枢神经系统乙酰胆碱酯酶。胆碱能不良反应小,主要是胃肠道反应。

6)庚基毒扁豆碱:是毒扁豆碱亲脂性衍生物,属长效 AChEI。毒性仅为毒扁豆碱的 1/50,胆碱能不良反应小。推荐剂量 40～60 mg/d。

(3)胆碱能受体(烟碱受体或毒蕈碱受体)激动剂:以往研究过的非选择性胆碱能受体激动剂包括毛果芸香碱及槟榔碱等因缺乏疗效或兴奋外周 M 受体而产生不良反应,现已弃用。选择性作用于 M_1 受体的新药正处于临床试验中。

2.N-甲基-D-天冬氨酸(NMDA)受体拮抗剂

此型代表药物有盐酸美金刚,用于中重度阿尔茨海默病治疗。

(二)以 Aβ 为治疗靶标

未来治疗将以 Aβ 为靶点减少脑内 Aβ 聚集和沉积作为药物干预的目标。

包括减少 Aβ 产生、加快清除、阻止其聚集，或对抗 Aβ 的毒性和抑制它所引起的免疫炎症反应与凋亡的方法都成为合理的阿尔茨海默病治疗策略。

此类药物目前尚处于研究阶段。α 分泌酶激动剂不是首选的分泌酶靶点。APPβ 位点 APP 内切酶（beta site amyloid precursor protein cleavage enzyme，BACE)1 和高度选择性 γ 分泌酶抑制剂可能是较好的靶途径。

(1)Aβ 免疫治疗：1999 年动物实验发现，Aβ42 主动免疫阿尔茨海默病小鼠模型能清除脑内斑块，并改善认知功能。Aβ 免疫治疗的可能机制：抗体 FC 段受体介导小胶质细胞吞噬 Aβ 斑块、抗体介导的淀粉样蛋白纤维解聚和外周 Aβ 沉积学说。2001 年轻中度阿尔茨海默病患者 Aβ42 主动免疫 I 期临床试验显示人体较好的耐受性。II 期临床试验结果提示，Aβ42 主动免疫后患者血清和脑脊液中出现抗 Aβ 抗体。II A 期临床试验部分受试者出现血-脑屏障损伤及中枢神经系统非细菌性炎症。炎症的出现可能与脑血管淀粉样变有关。为了减少不良反应，可采取其他措施将潜在的危险性降到最低，如降低免疫剂量、诱发较为温和的免疫反应、降低免疫原的可能毒性、表位疫苗诱发特异性体液免疫反应，或是使用特异性被动免疫而不激发细胞免疫反应。通过设计由免疫原诱导的 T 细胞免疫反应，就不会直接对 Aβ 发生反应，因此不可能引起传统的 T 细胞介导的自身免疫反应。这种方法比单纯注射完整的 Aβ 片段会产生更多结构一致的 Aβ 抗体，并增强抗体反应。这一假设已经得到 APP 转基因鼠和其他种的动物实验的证实。将 Aβ 的第 16～33 位氨基酸进行部分突变后，也可以提高疫苗的安全性。通过选择性地激活针对 β 淀粉样蛋白的特异性体液免疫反应、改进免疫原等方法，避免免疫过程中所涉及的细胞免疫反应，可能是成功研制阿尔茨海默病疫苗的新方法。另外，人源化 Aβ 抗体的被动免疫治疗可以完全避免针对 Aβ 细胞反应。如有不良反应出现，可以停止给药，治疗药物会迅速从身体内被清除。虽然主动免疫能够改善阿尔茨海默病动物的精神症状，但那毕竟只是仅由淀粉样蛋白沉积引起行为学损伤的模型。Aβ42 免疫不能对神经元纤维缠结有任何影响。神经元纤维缠结与认知功能损伤密切相关。

(2)金属螯合剂的治疗：Aβ 积聚在一定程度上依赖于 Cu^{2+}/Zn^{2+} 的参与。活体内螯合这些金属离子可以阻止 Aβ 聚集和沉积。抗生素氯碘羟喹具有 Cu^{2+}/Zn^{2+} 螯合剂的功能，治疗 APP 转基因小鼠数月后 Aβ 沉积大大减少。相关药物已进入 II 期临床试验。

(三)神经干细胞(nerve stem cell,NSC)移植

神经干细胞移植临床应用最关键的问题是如何在损伤部位定向诱导分化为

胆碱能神经元。目前,体内外 NSC 的定向诱导分化尚未得到很好的解决,尚处于实验阶段。

(四)Tau 蛋白与阿尔茨海默病治疗

以 Tau 蛋白为位点的药物研究和开发也成为国内、外学者关注的焦点。

(五)非胆碱能药物

长期大剂量脑复康(吡拉西坦)、茴拉西坦或奥拉西坦能促进神经元 ATP 合成,延缓阿尔茨海默病病程进展,改善命名和记忆功能。银杏叶制剂可改善神经元代谢,减缓阿尔茨海默病进展。双氢麦角碱(喜德镇):为 3 种麦角碱双氢衍生物的等量混合物,有较强的 α 受体阻断作用,能改善神经元对葡萄糖的利用。可与多种生物胺受体结合,改善神经递质传递功能。1~2 mg,每天 3 次口服。长期使用非甾体抗炎药物能降低阿尔茨海默病的发病风险。选择性COX-2抑制剂提倡用于阿尔茨海默病治疗。辅酶 Q 和单胺氧化酶抑制剂司来吉林能减轻神经元细胞膜脂质过氧化导致的线粒体 DNA 损伤。他汀类药物能够降低阿尔茨海默病的危险性。钙通道阻滞剂尼莫地平可通过调节阿尔茨海默病脑内钙稳态失调而改善学习和记忆功能。神经生长因子和脑源性神经营养因子能够改善学习、记忆功能和促进海马突触重建,减慢残存胆碱能神经元变性,现已成为阿尔茨海默病治疗候选药物之一。

(六)精神行为异常的治疗

一般选择安全系数高、不良反应少的新型抗精神病药物,剂量通常为成人的1/4 左右。小剂量开始,缓慢加量。常用的抗精神病药物有:奥氮平(5 mg)、维斯通(1 mg)或思瑞康(50~100 mg),每晚一次服用,视病情而增减剂量。阿尔茨海默病患者伴发抑郁时首先应加强心理治疗,必要时可考虑给予小剂量抗抑郁药。

十一、预后

目前的治疗方法都不能有效遏制阿尔茨海默病进展。即使治疗病情仍会逐渐进展,通常病程为4~12 年。患者多死于并发症,如肺部感染、压疮和深静脉血栓形成。加强护理对阿尔茨海默病患者的治疗尤为重要。

参考文献

[1] 张卓伯,徐严明.神经内科疑难病例解析[M].北京:科学出版社,2022.

[2] 吕传真,周良辅.实用神经病学[M].上海:上海科学技术出版社,2020.

[3] 吴海科.神经内科诊断与治疗[M].西安:西安交通大学出版社,2019.

[4] 宋立华.神经内科疾病临床诊疗学[M].长春:吉林科学技术出版社,2019.

[5] 陈哲.常见神经系统疾病诊治[M].天津:天津科学技术出版社,2020.

[6] 郑世文.临床神经系统疾病诊疗[M].北京:中国纺织出版社,2020.

[7] 张爱萍.神经系统疾病诊治与康复[M].天津:天津科学技术出版社,2020.

[8] 王璇.神经内科诊断与治疗学[M].西安:西安交通大学出版社,2018.

[9] 胡春荣.神经内科常见疾病诊疗要点[M].北京:中国纺织出版社,2022.

[10] 张曙.现代神经系统疾病诊疗与监护[M].天津:天津科学技术出版社,2020.

[11] 冯光坤.神经内科基础与临床诊治[M].长春:吉林大学出版社,2019.

[12] 胡春荣.神经内科常见疾病诊疗要点[M].北京:中国纺织出版社,2022.

[13] 高雪茹.新编神经内科临床路径[M].天津:天津科学技术出版社,2019.

[14] 刘广志,樊东升.临床神经病学手册[M].北京:北京大学医学出版社,2021.

[15] 魏佳军,曾非作.神经内科疑难危重病临床诊疗策略[M].武汉:华中科技大
学出版社,2021.

[16] 李小刚.脑血管病基础与临床[M].北京:科学技术文献出版社,2020.

[17] 郑东明.实用痴呆神经影像图谱[M].北京:北京大学医学出版社,2022.

[18] 李田.神经内科疾病诊疗常规[M].北京:科学技术文献出版社,2019.

[19] 李淑娟,李晓东,周卫东.肝豆状核变性的基础与临床[M].北京:科学技术
文献出版社,2022.

[20] 张兵钱.神经系统常见病诊护[M].北京:科学技术文献出版社,2020.

［21］高媛媛.神经内科常见疾病检查与治疗［M］.哈尔滨:黑龙江科学技术出版社,2021.

［22］樊书领.神经内科疾病诊疗与康复［M］.开封:河南大学出版社,2021.

［23］张晋霞.神经内科常见病诊治精要［M］.长春:吉林科学技术出版社,2019.

［24］翟颖.神经内科疾病诊断与治疗［M］.北京:科学技术文献出版社,2019.

［25］孙光涛.神经系统疾病诊疗学［M］.北京:中国纺织出版社,2020.

［26］刘建丰,李静,刘文娟.神经系统常见症状鉴别诊断［M］.北京:化学工业出版社,2020.

［27］刘春华.神经系统常见疾病的诊断与治疗［M］.北京:电子工业出版社,2020.

［28］戚晓昆,黄旭升,张金涛.神经系统疑难病案解析［M］.北京:人民卫生出版社,2020.

［29］王翠兰.神经系统疑难案例精粹［M］.济南:山东大学出版社,2020.

［30］曾干,欧阳国华,姚建华.新编神经系统与精神病学［M］.天津:天津科学技术出版社,2018.

［31］宋丽娟.神经内科疾病诊治方案［M］.沈阳:沈阳出版社,2020.

［32］席富强.神经内科疾病诊治与介入应用［M］.北京:科学技术文献出版社,2020.

［33］周霞.神经内科疾病临床诊治与新进展［M］.北京:科学技术文献出版社,2020.

［34］王强.神经内科疾病临床诊治与进展［M］.北京:中国纺织出版社,2020.

［35］张智博.神经系统常见疾病最新诊治指南解读［M］.长沙:中南大学出版社,2018.

［36］高普,刘亮,刘杏棉,等.丹红注射液联合脑苷肌肽治疗老年高血压性脑出血病人的临床研究［J］.实用老年医学,2022,36(5):487-491.

［37］蒋喜文,周美君,刘松涛,等.超声引导冠突法神经阻滞联合布比卡因局部麻醉治疗三叉神经痛的临床应用研究［J］.现代医用影像学,2022,31(2):390-393.

［38］贺继平,苏晓云,李文青,等.联合应用益生菌对阿尔兹海默症患者肠道菌群及认知功能的影响［J］.黑龙江医药,2022,35(3):595-598.

［39］潘雪瑶,李西.亨廷顿病语言障碍的研究进展［J］.现代医药卫生,2022,38(20):3489-3492.

［40］周丽华,徐武华,匡祖颖,等.父系遗传的亨廷顿病临床特征及家系分析［J］.中风与神经疾病杂志,2021,38(8):725-727.